Ronald Arineitwe Kibonire
Evelyne Nabankema

Um estudo dos factores que afectam a adesão das mulheres ao rastreio do cancro do colo do útero

Ronald Arineitwe Kibonire
Evelyne Nabankema

Um estudo dos factores que afectam a adesão das mulheres ao rastreio do cancro do colo do útero

Imprint

Any brand names and product names mentioned in this book are subject to trademark, brand or patent protection and are trademarks or registered trademarks of their respective holders. The use of brand names, product names, common names, trade names, product descriptions etc. even without a particular marking in this work is in no way to be construed to mean that such names may be regarded as unrestricted in respect of trademark and brand protection legislation and could thus be used by anyone.

Cover image: www.ingimage.com

This book is a translation from the original published under ISBN 978-620-2-31852-5.

Publisher:
Sciencia Scripts
is a trademark of
Dodo Books Indian Ocean Ltd. and OmniScriptum S.R.L publishing group

120 High Road, East Finchley, London, N2 9ED, United Kingdom
Str. Armeneasca 28/1, office 1, Chisinau MD-2012, Republic of Moldova, Europe
Printed at: see last page
ISBN: 978-620-8-10422-1

Dedicação

Esta dissertação é dedicada aos meus pais pelos alicerces que lançaram na minha educação. À minha família, em particular à minha mulher Justine e aos nossos dois filhos Paul e Blessing, pelos cuidados que lhes faltaram durante o curso.

Reconhecimento

Gostaria de registar a minha sincera gratidão à minha supervisora, Dra. Evelyn Nabankema, aos colectores de dados e aos prestadores de cuidados que estiveram envolvidos neste estudo a todos os níveis. À Dra. Griet Samyn, que me acompanhou na parte inicial deste estudo como supervisora, e aos meus colegas de trabalho na Reproductive Health Uganda Hoima, que me deram tempo para me concentrar neste estudo.

Gostaria de agradecer a ajuda prestada pela M/S Demeter Margret Namuyobo, a minha supervisora no trabalho, que me orientou no desenvolvimento da proposta, e ao Sr. Nathan Tumuhamye pelo seu contributo para a análise dos dados e pelos comentários ao relatório de investigação.

Gostaria de expressar os meus mais sinceros agradecimentos aos professores da Universidade Internacional de Ciências da Saúde, Instituto de Política e Gestão da Saúde, que me ensinaram e orientaram ao longo do curso.

Por último, estou muito grato ao responsável distrital de saúde de Hoima e a toda a equipa distrital de saúde que contribuíram para a realização deste estudo.

Resumo

Este estudo foi realizado no distrito de Hoima para determinar os factores sociodemográficos, dos clientes e institucionais que afectam a adesão ao rastreio do cancro do colo do útero entre as mulheres com idades compreendidas entre os 20 e os 60 anos, de modo a melhorar a deteção precoce como forma de reduzir a morbilidade e a mortalidade associadas a esta doença.

As questões de investigação que orientaram o estudo foram as seguintes Quais são os factores sociodemográficos que afectam a aceitação do rastreio do cancro do colo do útero entre as mulheres do grupo etário dos 20-60 anos no distrito de Hoima? Quais são os factores dos utentes que afectam a aceitação dos serviços de rastreio do cancro do colo do útero entre as mulheres do grupo etário dos 20-60 anos? Quais são os factores institucionais que afectam a adesão ao rastreio do cancro do colo do útero entre as mulheres do grupo etário dos 20 aos 60 anos?

A população do estudo era constituída por 400 mulheres com idades compreendidas entre os 20 e os 60 anos e 95 profissionais de saúde como informadores-chave do distrito de Hoima dos 20 centros de saúde III, IV e um hospital selecionados. Foi efectuado um estudo transversal com método quantitativo, utilizando questionários semi-estruturados administrados por um entrevistador.

As principais conclusões do estudo foram que os factores sociodemográficos, como a idade, o estado civil e a profissão, afectam a realização do rastreio do cancro do colo do útero em Hoima, ao passo que o único fator significativo para as utentes foi o facto de terem sido informadas sobre a importância do rastreio do cancro do colo do útero. Verificou-se também que a disponibilidade de serviços de rastreio do cancro do colo do útero era muito limitada a apenas uma unidade de saúde (Reproductive Health Uganda Health centre) em todo o distrito e que a adesão aos serviços de rastreio era geralmente baixa (3%), o que é surpreendente tendo em conta a mortalidade desta doença.

O estudo recomendou a introdução de campanhas de promoção da saúde específicas para o cancro do colo do útero, salientando a importância do rastreio. Recomendou também a introdução de serviços de rastreio do cancro do colo do útero em todos os centros de saúde 111, IV e num hospital após a formação de pelo menos dois profissionais de saúde (qualquer um destes: enfermeiros, parteiras, agentes clínicos e médicos) de cada um destes centros de saúde no distrito de Hoima e o equipamento destas unidades de saúde com ácido acético para o rastreio, uma vez que se presume que os outros equipamentos necessários já estão disponíveis.

Lista de acrónimos e definições operacionais

ASR	Risk of acquiring cervical cancer
DHO	District Health Officer
CDC	Centre for Disease Control
CME	Continuing Medical Education
GLOBOCAN	Website for cancer incidence and mortality worldwide
HPV	Human Papilloma Virus
IARC	International Agency for Research on Cancer
IEC	Information Education Communication
ICO	Information Centre on Human Papilloma Virus (HPV) and Cervical Cancer
NP	Nurse Practioners
OPD clinic	Out-patient clinic
Pap smear	A pap smear is a medical procedure in which a sample of cells from a woman's cervix is collected and spread (smeared) on a microscope slide and is examined in order to look for evidence of pre-cancer or cancer cell changes
PI	Principal Investigator
RA	Research Assistant
VIA	Visual Inspection with acetic acid.
WHO	World Health Organization

ÍNDICE DE CONTEÚDOS

CAPÍTULO 1

1.1 Introdução

Este estudo foi realizado no distrito de Hoima, no Uganda, para determinar os factores sociodemográficos, individuais e dos serviços de saúde que afectam a aceitação do cancro do colo do útero entre as mulheres com idades compreendidas entre os 20 e os 60 anos. Este capítulo introdutório apresenta os antecedentes do estudo, a definição do problema, os objectivos gerais e específicos, as questões de investigação e o âmbito, a importância e a justificação do estudo.

1.2 Contexto do estudo

O cancro do colo do útero é o segundo cancro mais comum entre as mulheres em todo o mundo, com uma estimativa de 530 000 novos casos e 275 000 mortes em 2008 (Globocan, 2008). Cerca de 86% dos casos ocorrem em países em desenvolvimento. Uma explicação possível que tem sido avançada é que as mulheres nos países em desenvolvimento estão mais expostas aos factores de risco para o desenvolvimento do cancro do colo do útero, que representa 13% de todos os cancros femininos nestes países. Além disso, os programas de rastreio do cancro do colo do útero nos países em desenvolvimento são limitados, o que afecta a taxa de deteção precoce em comparação com os países desenvolvidos, onde os serviços estão facilmente disponíveis. A nível mundial, as taxas de mortalidade do cancro do colo do útero são substancialmente mais baixas do que a incidência, com um rácio de mortalidade para a incidência de 13:25 (Globocan, 2008).

Em 2008, toda a União Europeia (UE) registou apenas 31 000 casos de cancro do colo do útero e 13 000 mortes, enquanto os EUA registaram 11 000 casos e 3 000 mortes. No mesmo período, a África registou 75.000 casos de cancro do colo do útero e a taxa de mortalidade foi de 50.000 casos (Globocan, 2008). As regiões de alto risco de cancro do colo do útero são a África Oriental e Ocidental, com um risco superior a 30 por 100 000, a África Austral, com 26,8 por 100 000, a Ásia Central e Meridional (24,6 por 100 000), a América do Sul e a África Média (ASR 23,9 e 23,0 por 100 000, respetivamente). As taxas são mais baixas na Ásia Ocidental, na América do Norte e na Austrália/Nova Zelândia (ASR inferior a 6,0 por 100.000).

O Uganda tem uma população de 7,32 milhões de mulheres com idade igual ou superior a 15 anos que correm o risco de desenvolver cancro do colo do útero. As estimativas actuais indicam que, todos os anos, 3577 mulheres são diagnosticadas com cancro do colo do útero e 2464 morrem da doença. O cancro do colo do útero é o primeiro tipo de cancro mais frequente entre as mulheres no Uganda e o segundo tipo de cancro mais frequente entre as mulheres com idades compreendidas entre os 15 e os 44 anos (OMS/ICO, 2010). Representa 80% de todas as doenças malignas femininas, sendo a taxa de incidência padronizada por idade no Uganda de 47,5 por 100.000. Ainda não existem dados disponíveis sobre a carga de HPV (que tem uma elevada associação com o cancro do colo do útero) na população geral do Uganda. No entanto, na África Oriental, a região a que pertence o Uganda, estima-se que cerca de 33,6% das mulheres da população em geral estejam infectadas com o vírus do papiloma humano (HPV) do colo do útero em qualquer altura (OMS/ICO, 2010). Sabe-se que o HPV é uma causa necessária, mas não suficiente, do cancro do colo do útero. São necessários outros cofactores para a progressão da infeção pelo HPV cervical para o cancro. Estes incluem o tabagismo; a paridade elevada, a utilização de contraceptivos hormonais a longo prazo e a co-infeção com o VIH foram identificados como cofactores estabelecidos. A co-infeção com Chlamydia trachoma e o vírus herpes simplex tipo 2, a imunossupressão e certas deficiências alimentares são outros cofactores prováveis. É provável que os factores genéticos e imunológicos do hospedeiro e os factores virais para além do tipo, como as variantes do tipo, a carga viral e a integração viral, sejam importantes, mas ainda não foram claramente identificados (Munoz, 2006).

Infelizmente, 80% das doentes com cancro do colo do útero apresentam-se tardiamente, o que torna os resultados do tratamento insatisfatórios, sendo a maioria delas tratada apenas paliativamente (Kiguli, 2005). A diferença na incidência do cancro do colo do útero entre os países desenvolvidos e os países em vias de desenvolvimento deve-se também à existência de programas de rastreio intensivos nos primeiros, ao passo que esses programas são praticamente inexistentes nos países do terceiro mundo (Globocan, 2008). Estudos realizados na África Oriental indicam que o cancro do colo do útero é o cancro mais frequente nas mulheres, com uma incidência estimada de 23,3/100.000 em 1980 (Parkin, 1988). Esta incidência pode ser duas vezes mais elevada em certos países, como o Uganda (Schmauz, 1984). A incidência continuou a aumentar com provas limitadas de rastreio do cancro do colo do útero, especialmente entre as populações vulneráveis. Daí a necessidade de determinar os factores que afectam a aceitação do rastreio do cancro do colo do útero entre as mulheres com idades compreendidas entre os 20 e os 60 anos em Hoima, que se diz estarem em maior risco de contrair este cancro específico.

1.3 Descrição do problema

A adesão ao rastreio do cancro do colo do útero continua a ser baixa fora dos países desenvolvidos e as mulheres com maior risco de desenvolver cancro do colo do útero são das que têm menos probabilidades de serem rastreadas.

A análise de inquéritos de base populacional indica que a cobertura do rastreio do cancro do colo do útero nos países em desenvolvimento é, em média, de 19%, em comparação com 63% nos países desenvolvidos, e varia entre 1% no Bangladesh e 73% no Brasil (Gakidou, 2008).

Os números relativos à utilização do rastreio do cancro do colo do útero no Uganda não estão bem documentados, mas pensa-se que a taxa é muito baixa. No entanto, tal como já foi referido, o cancro do colo do útero é a doença maligna ginecológica mais comum entre as mulheres no Uganda, representando cerca de 80% de todas as doenças malignas femininas, com uma taxa de incidência de 40/100.000. É a principal causa de morte relacionada com o cancro nas mulheres no Uganda, onde 80% das pacientes se apresentam tardiamente para tratamento. Isto faz com que os resultados do tratamento sejam insatisfatórios, sendo a maioria dos doentes tratados apenas paliativamente (Kiguli, 2005).

No Uganda, a inspeção visual com ácido acético (VIA) para o rastreio do cancro do colo do útero é recomendada porque é barata e pode produzir resultados fiáveis que podem constituir uma base para o tratamento posterior dos casos positivos. No distrito de Hoima, a adesão das mulheres aos serviços de rastreio do cancro do colo do útero é baixa. Por exemplo, os dados disponíveis no centro de saúde Reproductive Health Uganda, em Hoima, mostram que, entre janeiro de 2009 e janeiro de 2011, apenas 196 mulheres de uma população total de 225 758 mulheres em Hoima foram submetidas ao rastreio do cancro do colo do útero, mas não estão a decorrer campanhas sérias de promoção do rastreio do cancro do colo do útero no distrito. A implicação para a saúde pública da baixa taxa de utilização deste serviço é que mais mulheres com cancro do colo do útero serão diagnosticadas tardiamente, quando o tratamento só pode ser feito para fins de cuidados paliativos. Isto continua a contribuir para a elevada taxa de mortalidade por cancro do colo do útero, uma situação que tem de ser invertida. Por conseguinte, é necessário determinar os factores socioeconómicos, individuais e dos serviços de saúde que afectam a adesão aos serviços de rastreio do cancro do colo do útero no distrito de Hoima entre as mulheres com idades compreendidas entre os 20 e os 60 anos.

1.4 Objetivo geral

Determinar os factores que afectam a adesão ao rastreio do cancro do colo do útero entre as mulheres com idades compreendidas entre os 20 e os 60 anos no distrito de Hoima.

1.5 Objectivos específicos

1. Determinar os factores sociodemográficos que afectam a adesão ao rastreio do cancro do colo do útero entre as mulheres do grupo etário dos 20-60 anos no distrito de Hoima.
2. Determinar os factores dos clientes que afectam a aceitação dos serviços de rastreio do cancro

do colo do útero entre as mulheres do grupo etário dos 20-60 anos.

3. Avaliar os factores institucionais que afectam a adesão ao rastreio do cancro do colo do útero entre as mulheres do grupo etário dos 20 aos 60 anos.

1.6 Questões de investigação

As seguintes questões de investigação orientaram este estudo:

1. Quais são os factores sociodemográficos que afectam a adesão aos serviços de rastreio do cancro do colo do útero entre as mulheres com idades compreendidas entre os 20 e os 60 anos no distrito de Hoima?

2. Quais são os factores dos clientes que afectam a aceitação dos serviços de rastreio do cancro do colo do útero entre as mulheres do grupo etário dos 20-60 anos?

3. Quais são os factores institucionais que afectam a aceitação dos serviços de rastreio do cancro do colo do útero entre as mulheres com idades compreendidas entre os 20 e os 60 anos no distrito de Hoima?

1.7 Justificação do estudo

Foi necessário realizar este estudo para determinar os factores socioeconómicos, dos clientes e institucionais que afectam a aceitação dos serviços de rastreio do cancro do colo do útero entre as mulheres com idades compreendidas entre os 20 e os 60 anos que vivem no distrito de Hoima. Sem este estudo, pode ser difícil levar a cabo intervenções para aumentar a adesão ao rastreio do cancro do colo do útero no distrito de Hoima. Isto pode levar a uma baixa taxa de deteção do cancro do colo do útero entre as mulheres do grupo etário identificado e, consequentemente, a um início tardio do tratamento para as que o têm. Isto pode não melhorar a situação em que 80% das pacientes com cancro do colo do útero se apresentam tardiamente para tratamento, o que torna os resultados insatisfatórios, com a maioria das pacientes a ser tratada apenas paliativamente. Por conseguinte, este estudo é importante para fornecer a informação de base a partir da qual as intervenções de rastreio do cancro do colo do útero podem ser melhoradas no distrito de Hoima e no Uganda como um todo. Também aumentará a deteção precoce do cancro do colo do útero entre as mulheres na faixa etária dos 20 aos 60 anos através do aumento da taxa de comparência. Isto reduzirá a taxa de mortalidade por esta doença entre as mulheres do grupo etário indicado que correm maior risco de desenvolver cancro do colo do útero. Este estudo também é importante para fornecer informações de base para futuras investigações neste domínio. As recomendações deste estudo podem ser utilizadas pelos decisores políticos para conceber políticas que aumentem a adesão aos serviços de rastreio do cancro do colo do útero no distrito de Hoima e no Uganda como um todo.

1.8 Quadro concetual

O quadro concetual é constituído por factores sociodemográficos, factores dos clientes e factores institucionais que podem influenciar a adesão ao rastreio do cancro do colo do útero, como se mostra na figura 1

Figura 1. Um quadro concetual que explica os factores sociodemográficos, dos clientes e institucionais que afectam a adesão ao rastreio do cancro do colo do útero.

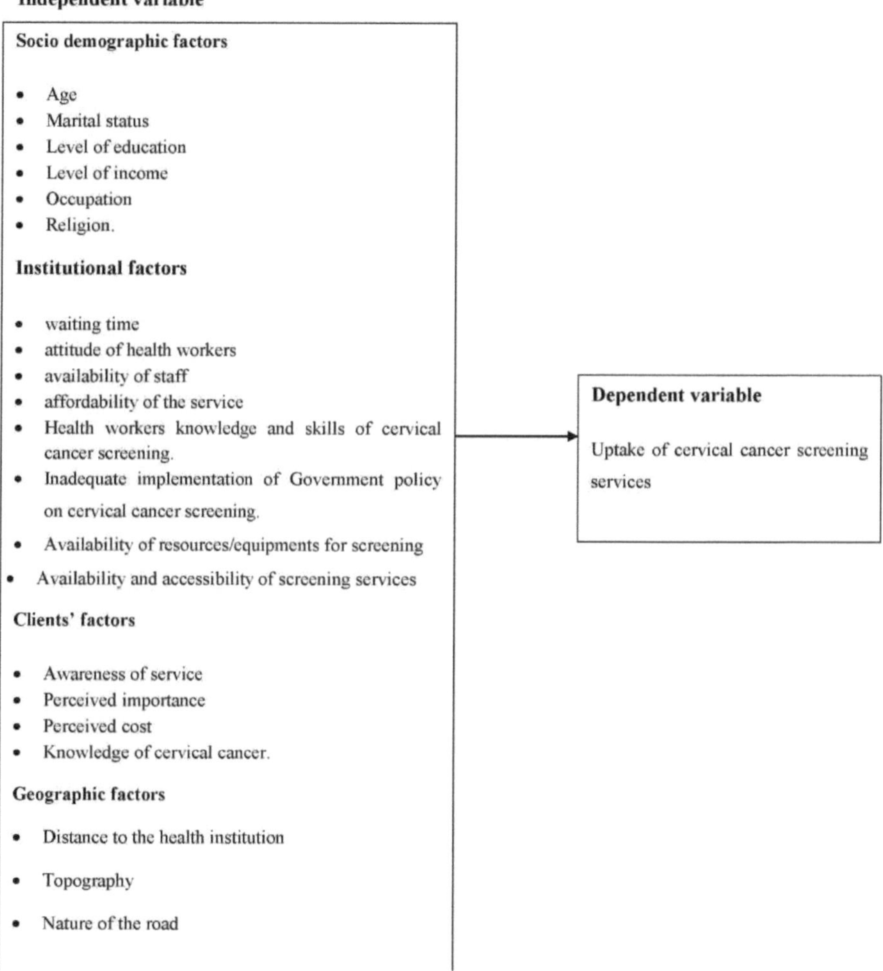

Existem factores independentes, nomeadamente: os que são sociodemográficos, institucionais e relacionados com os clientes. Estes factores independentes podem ter um efeito direto na adesão ao rastreio do cancro do colo do útero (um fator dependente) em Hoima.

CAPÍTULO 2

2.1 REVISÃO DA LITERATURA

2.2 Introdução

Este capítulo apresenta a literatura revista sobre o cancro do colo do útero e os seus mecanismos de rastreio, em conformidade com os objectivos do estudo. A maior parte da revisão da literatura foi obtida em revistas médicas.

2.1 Conhecimentos dos profissionais de saúde sobre o rastreio do cancro do colo do útero

Esta subsecção apresenta três estudos realizados em diferentes partes do mundo que investigaram os conhecimentos dos profissionais de saúde sobre o rastreio do cancro do colo do útero. O primeiro foi efectuado no México em 2009, o segundo na Nigéria em 2006 e o terceiro no Uganda no mesmo ano de 2006.

De acordo com este estudo que envolveu 187 médicos de família, menos de 50% sabiam o que fazer com as mulheres que são positivas para o papilomavírus humano (HPV) sem uma lesão cervical pré-cancerosa e qual era a faixa etária adequada para os exames de Papanicolau. Um total de 61,1% identificou o cancro do colo do útero como um problema de saúde importante no México. No entanto, 95,1% identificaram o cancro do colo do útero como uma causa de morte evitável entre as mulheres mexicanas e reconheceram que o HPV é o principal agente etiológico. 90,3% mencionaram o exame de Papanicolaou como o principal método de diagnóstico do cancro do colo do útero. O estudo concluiu que os médicos de família precisam de ter um conhecimento adequado dos elementos práticos do Programa Nacional de Rastreio do Cancro do Colo do Útero para prestar uma atenção eficiente aos seus pacientes (Del Refugio, 2009).

Num estudo realizado em 2006 para determinar os conhecimentos, a atitude e a prática do rastreio do cancro do colo do útero (exame Papanicolau) entre as enfermeiras de Nnewi, no sudeste da Nigéria, no qual participaram 144 pessoas, verificou-se que 122 (87%) tinham conhecimento da existência de serviços de rastreio. Embora 9,3% tivessem perdido familiares devido a cancro do colo do útero, apenas 5,7% tinham sido submetidas a um exame Papanicolaou. Enquanto 52 (37,1%) não tinham qualquer razão para não fazer o rastreio, 21 (15%) tinham medo do possível resultado e 35 (25%) sentiam que não eram candidatas prováveis ao cancro do colo do útero. O estudo concluiu que o conhecimento dos serviços de rastreio do cancro do colo do útero entre as enfermeiras de Nnewi é elevado, mas a taxa de adesão é anormalmente baixa. O estudo recomendava que era necessário educar mais as enfermeiras, que desempenhariam um papel importante no esclarecimento do público sobre a disponibilidade e a necessidade de serviços de rastreio do cancro do colo do útero (Udigwe, 2006).

De acordo com um estudo realizado no hospital de Mulago em 2006 para avaliar os conhecimentos, as atitudes e as práticas dos profissionais de saúde do hospital de Mulago, foi revelado que 93% dos inquiridos consideravam o cancro do colo do útero um problema de saúde pública e que os conhecimentos sobre o teste de Papanicolau eram de 83%. Menos de 40% conheciam os factores de risco do cancro do colo do útero, a elegibilidade e o intervalo de rastreio. Das mulheres inquiridas, 65% não se sentiam susceptíveis ao cancro do colo do útero e 81% nunca tinham feito o rastreio. Dos homens inquiridos, apenas 26% tinham parceiras que já tinham sido rastreadas. Apenas 14% dos estudantes de medicina do último ano se sentiam suficientemente habilitados para utilizar um espéculo vaginal e 87% nunca tinham efectuado um teste de Papanicolaou. O estudo concluiu que, apesar do conhecimento da gravidade do cancro do colo do útero e da prevenção através do rastreio com o teste de Papanicolaou, as atitudes e práticas em relação ao rastreio eram negativas. O estudo constatou que os profissionais de saúde que deveriam fazer o rastreio das mulheres de que cuidam não estavam interessados em fazer o rastreio eles próprios. É necessário explicar e compreender a causa destas atitudes e práticas e identificar possíveis intervenções para as alterar. Os estudantes de medicina saem da faculdade de medicina sem as competências adequadas para poderem rastrear eficazmente as mulheres para o cancro do colo do útero onde quer que vão exercer a sua profissão. Os currículos de formação dos estudantes de medicina e dos enfermeiros devem ser revistos de modo a incorporar competências práticas sobre o rastreio do cancro do colo do útero (Mutyaba, 2006).

2.2 Conhecimentos sobre o cancro do colo do útero na população em geral

Esta sub-secção apresenta três estudos. Um foi realizado na África do Sul para avaliar um programa de rastreio do cancro do colo do útero numa comunidade rural, um segundo estudo foi realizado na Sérvia para determinar a sensibilização das mulheres para o rastreio do cancro do colo do útero, enquanto o terceiro foi realizado na Nigéria para determinar os conhecimentos e a utilização dos serviços de rastreio do cancro do colo do útero entre as estudantes.

De acordo com o estudo realizado em 2008 numa comunidade rural da África do Sul, que contou com a participação de 611 inquiridos com mais de 30 anos, verificou-se que 54% das mulheres não tinham instrução, apenas 6% conheciam todos os factores de risco e 65% conheciam um dos factores de risco do cancro do colo do útero. Menos de metade (49%) sabia que o teste de Papanicolaou é utilizado para a prevenção do cancro do colo do útero. O estudo também revelou que apenas 43% das inquiridas receberam informações sobre o teste de Papanicolaou dos profissionais de saúde. Entre todos os inquiridos, apenas 18% já tinham feito um teste de Papanicolau. Por conseguinte, este estudo revelou uma baixa adesão aos testes de Papanicolau e um baixo nível de conhecimentos sobre a prevenção do cancro do colo do útero e os factores de risco. Assim, justifica-se a realização urgente de um programa alargado de educação para a saúde nestas comunidades rurais (Hoque, 2008).

De acordo com outro estudo realizado em Sebia, a educação e o estatuto económico não estavam muito relacionados com os conhecimentos sobre o rastreio do cancro do colo do útero. A população incluída na amostra revelou uma grande falta de conhecimentos sobre a necessidade de rastreio e partilhou barreiras atitudinais com as mulheres de outras regiões. O estudo recomendou que o êxito das campanhas de sensibilização do público noutros locais sugere que uma abordagem centrada nos meios de comunicação social poderia ter bons resultados na Sérvia. A falta de atenção dos meios de comunicação social registada nos grupos de discussão do estudo apoia esta conclusão (Kesic, 2005).

Outro estudo realizado para avaliar os conhecimentos sobre o cancro do colo do útero e as práticas actuais de rastreio entre as estudantes da Universidade de Ibadan, na Nigéria, que envolveu 350 inquiridas, revelou que dois terços (63%) tinham ouvido falar do cancro do colo do útero. O conhecimento dos factores de predisposição para a doença era elevado no que se refere à exposição precoce ao sexo (82%) e ao sexo com múltiplos parceiros (70,6%). Apenas 15,7% sabiam que uma hemorragia menstrual anormal é sintomática de cancro do colo do útero,

14.9 % consideravam-se susceptíveis, enquanto 2,6% já tinham feito rastreio da doença. O estudo concluiu que, embora o conhecimento do cancro do colo do útero e dos seus factores predisponentes fosse elevado, a perceção de auto-vulnerabilidade e a utilização dos serviços de rastreio eram extremamente baixas. O estudo recomendou a necessidade urgente de programas educativos intensos e integrados para este grupo (Oladepo, 2008).

2.3 Participação no rastreio do cancro do colo do útero

Nesta subsecção, o investigador apresenta três estudos, um realizado na Irlanda para determinar os factores que afectam a participação nos testes de esfregaço cervical e um segundo realizado em Hong Kong para determinar os conhecimentos sobre o rastreio do cancro do colo do útero, a perceção da saúde e a taxa de participação entre as mulheres chinesas, enquanto um terceiro estudo realizado na Polónia determina a taxa de participação no rastreio do cancro do colo do útero.

De acordo com o estudo efectuado na Irlanda, a taxa global de comparência aos testes de esfregaço foi baixa (17%) entre todas as mulheres que participaram no estudo. Foi também revelado que as taxas de comparência eram significativamente mais elevadas nas pessoas que aceitaram participar no estudo (28%) do que nas que não aceitaram (10%). Além disso, neste estudo, as mulheres referiram uma série de barreiras à comparência, em particular a perspetiva de um homem a fazer o esfregaço (35%). As mulheres mais velhas eram significativamente mais susceptíveis de comparecer a um teste de esfregaço. O estudo concluiu que é necessário um esforço concertado para melhorar a taxa de comparência. O estudo também recomendou que os obstáculos à participação fossem abordados nos programas destinados a promover a realização do rastreio do cancro do colo do útero, em particular no que se refere à sensibilidade ao género (Walsh, 2002).

De acordo com o estudo realizado entre as mulheres chinesas de Hong Kong em 2010, verificou-se que as mulheres com idade igual ou inferior a 37 anos, com pelo menos o ensino superior e que consideravam ter controlo sobre a sua própria saúde, bem como um melhor conhecimento dos factores de risco, eram mais propensas a participar no rastreio do cancro do colo do útero. Muitos participantes tinham conhecimentos gerais adequados, mas não eram capazes de identificar as respostas corretas sobre os factores de risco. O estudo concluiu que os esforços de promoção da saúde devem centrar-se no aumento dos conhecimentos das mulheres sobre os factores de risco e na melhoria da perceção do seu controlo sobre a saúde, fornecendo mais informações sobre a relação entre o rastreio e a deteção precoce e a redução das taxas de incidência e de mortalidade por cancro do colo do útero (Sharron, 2010).

Foi realizado outro estudo na Polónia para determinar a taxa de participação no Programa de Rastreio do Cancro do Colo do Útero nos anos 2007-2009. Verificou-se que as mulheres polacas não comparecem no rastreio durante os meses de inverno. No entanto, verificou-se que, quando um lote de convites era enviado nos meses de primavera ou verão, nos dois meses seguintes havia um aumento do número de esfregaços de Papanicolaou recolhidos. O estudo também revelou diferenças significativas na adesão ao rastreio em determinadas regiões da Polónia. Em comparação com as mulheres urbanas, as mulheres rurais participaram mais frequentemente no rastreio. O estudo concluiu que deveria ser efectuada uma campanha promocional intensiva para incentivar a participação no rastreio. O estudo recomendou igualmente que se evitasse o envio de convites repetidos às mulheres que não cumprem as regras e que se evitasse o envio de convites em horários desfavoráveis. Os convites devem ser mais eficazes se forem enviados regularmente (em lotes pequenos mas regulares) e mais intensamente nos meses de verão e primavera. No inverno, seria provavelmente preferível concentrar-se numa campanha mediática alargada, seguida do envio de um grande número de convites pessoais (Spaczynski, 2010).

2.4 Factores que influenciam o rastreio do cancro do colo do útero

Nesta sub-secção, apresento vários estudos, incluindo o realizado no Uganda para determinar as influências na aceitação dos serviços de saúde reprodutiva e as implicações para o rastreio do cancro do colo do útero. O estudo realizado na Jamaica para determinar os factores que afectam a aceitação do rastreio do cancro do colo do útero entre os utentes de uma clínica em Trelawny, na Jamaica. O terceiro estudo foi realizado nos EUA para determinar os factores que influenciam as práticas de rastreio do cancro em mulheres carenciadas. O quarto estudo foi realizado na Malásia para determinar as atitudes e crenças em relação ao rastreio do cancro do colo do útero de mulheres que nunca fizeram um exame Papanicolau, enquanto outro estudo foi realizado em Nova Iorque para determinar uma intervenção baseada em provas para reduzir as barreiras de acesso ao rastreio do cancro do colo do útero entre as mulheres chinesas americanas carenciadas. Também são apresentados aqui mais estudos de outras partes do mundo.

De acordo com o estudo realizado na comunidade de Nsangi, no Uganda, para determinar as influências sobre a aceitação dos serviços de saúde reprodutiva e as suas implicações para o rastreio do cancro do colo do útero, os obstáculos identificados incluíam a ignorância sobre o cancro do colo do útero, as construções/crenças culturais sobre a doença, os factores económicos, as relações de poder entre os sexos a nível doméstico, fontes alternativas autorizadas de conhecimentos sobre saúde reprodutiva e serviços de saúde pouco amigáveis. O mesmo estudo concluiu que os conhecimentos sobre o cancro do colo do útero entre as mulheres ugandesas são muito baixos. O estudo recomendou que, para que o programa de rastreio do cancro do colo do útero seja eficaz, é necessário aumentar a sensibilização para o cancro do colo do útero e que os responsáveis pelo planeamento devem ter em conta o poder das várias fontes autorizadas de conhecimentos sobre saúde reprodutiva, como as tias paternas (chamadas "sengas"), e envolvê-las na campanha de sensibilização. O estudo também revelou que as questões culturais e económicas ditam a relutância sentida pelos homens em participar nas questões de saúde reprodutiva das mulheres. No entanto, os homens da comunidade eram potenciais parceiros dispostos a participar se fossem devidamente informados. Recomendou também que os responsáveis pelo planeamento da saúde deveriam abordar a perda de confiança nas actuais unidades de cuidados de saúde, bem como considerar a utilização de outros sistemas de rastreio do cancro do colo do útero, tais como clínicas e campos móveis (Mutyaba, 2007).

Foi realizado um outro estudo, entre 367 mulheres de 25 a 54 anos de idade que frequentavam uma clínica na paróquia de Trelawny, na Jamaica, de maio a julho de 2005, para determinar os factores que afectam a aceitação do rastreio do cancro do colo do útero entre as frequentadoras. Foi revelado que 11% das mulheres nunca tinham feito um teste de Papanicolaou e apenas 38% tinham feito um teste de Papanicolaou no último ano. As visitas anuais a um prestador de cuidados de saúde tiveram uma forte influência na decisão das mulheres de efetuar regularmente o rastreio do cancro do colo do útero. A recomendação do prestador também afectou positivamente a receção inicial de um teste de Papanicolaou, bem como a continuação do rastreio regular. O estudo concluiu que os programas que promovem exames de saúde anuais, incentivam recomendações consistentes dos prestadores de cuidados de saúde e realçam o rastreio como medida preventiva podem influenciar positivamente as decisões das mulheres de rastrear o cancro do colo do útero (Bessler, 2007).

No estudo realizado para determinar as práticas de rastreio do cancro do colo do útero de mulheres afro-americanas e hispânicas, verificou-se que havia motivadores extrínsecos, incluindo a falta de seguro, a falta de uma fonte habitual de cuidados de saúde, a aculturação e factores socioeconómicos que influenciavam as práticas de rastreio. Os motivadores intrínsecos, relacionados com crenças e percepções de vulnerabilidade, tais como ignorar o rastreio do cancro do colo do útero quando não há sintomas; acreditar que não saber se se tem cancro do colo do útero é melhor; e pensar que só as mulheres que se envolvem em comportamentos sexuais de risco precisam de fazer o teste de Papanicolaou, também influenciaram as práticas de rastreio do cancro do colo do útero. O estudo concluiu que os enfermeiros têm uma oportunidade de influenciar a incidência e a mortalidade do cancro do colo do útero, melhorando as práticas de rastreio das mulheres das minorias. O estudo recomendou que os enfermeiros podem realçar a importância da realização regular de exames de Papanicolaou, ensinar às pacientes os riscos, os sinais e os sintomas do cancro do colo do útero e fornecer recomendações para a realização do rastreio a baixo custo ou sem custos para a paciente. Também se recomendou que, para melhorar as práticas de rastreio do cancro, os enfermeiros profissionais têm de abordar as crenças das mulheres das minorias sobre o cancro do colo do útero e fornecer informações e serviços de uma forma culturalmente sensível e com um nível de ensino adequado (Ackerson, 2007).

Num estudo qualitativo realizado em 2008 para determinar as atitudes e crenças das mulheres malaias que nunca tinham feito um teste de Papanicolau, os resultados indicaram que as inquiridas revelaram, em geral, falta de conhecimentos sobre o rastreio do cancro do colo do útero através do teste de Papanicolau e sobre a necessidade de deteção precoce do cancro do colo do útero. Muitas acreditavam que o teste de Papanicolaou era um teste de diagnóstico do cancro do colo do útero e, como não tinham sintomas, não faziam o rastreio por Papanicolaou. Outras razões principais para não fazer o rastreio incluíam a falta de conhecimento das indicações e dos benefícios do Papanicolau, a perceção de uma baixa suscetibilidade ao cancro do colo do útero e o embaraço. Outras razões para não fazer o rastreio estavam relacionadas com o medo da dor, ideias erradas sobre o cancro do colo do útero, atitude fatalista e subvalorização das necessidades de saúde próprias em relação às da família. O estudo concluiu que as mulheres precisam de ser informadas sobre os benefícios do rastreio do cancro do colo do útero. A educação para a saúde, o aconselhamento, os programas de sensibilização e as intervenções baseadas na comunidade são necessários para melhorar a adesão ao exame Papanicolaou na Malásia (Wong, 2008).

De acordo com outro estudo realizado na cidade de Nova Iorque em 2010, com o objetivo de reduzir as barreiras de acesso ao rastreio do cancro do colo do útero entre as mulheres chinesas americanas carenciadas, verificou-se que, no intervalo de 12 meses após o programa, as taxas de rastreio eram significativamente mais elevadas no grupo de intervenção (70%) em comparação com o grupo de controlo (11,1%). O estudo indicou que o comportamento de rastreio estava associado à idade mais avançada. O estudo também concluiu que as mulheres com menor fluência na língua inglesa e as que não tinham seguro de saúde tinham menos probabilidades de fazer o rastreio. O estudo também concluiu que, entre as crenças de saúde, uma maior perceção da gravidade da doença estava positivamente associada ao comportamento de rastreio. O estudo concluiu que os programas baseados na comunidade que fornecem educação combinada e informação ao paciente podem ser eficazes para ultrapassar as extensas barreiras linguísticas e de acesso ao rastreio enfrentadas pelas mulheres chinesas americanas (Wang, 2010).

De acordo com um estudo realizado para determinar os factores que influenciam a utilização dos serviços de rastreio do cancro da mama e do colo do útero em Taiwan, em 2001, os resultados mostraram que a probabilidade de uma mulher fazer um teste de Papanicolaou ou um exame clínico da mama dependia de uma série de factores como a idade, o estado civil, o nível de rendimento, a educação e o estado de saúde. O estudo também revelou que as mulheres com um estatuto socioeconómico mais baixo tinham muito menos probabilidades de se submeterem aos serviços de rastreio do cancro disponíveis gratuitamente. Os comportamentos saudáveis, como não fumar e praticar exercício físico, tiveram um efeito positivo na realização do rastreio (Matejic 2008).

Num outro estudo realizado em Belgrado, em 2010, para determinar os determinantes do comportamento preventivo em matéria de saúde em relação ao rastreio do cancro do colo do útero entre a população feminina de Belgrado, foi revelado que a adesão às práticas de rastreio do cancro do colo do útero estava significativamente relacionada com uma melhor situação financeira, a ausência de preferência de género por um ginecologista, consultas com um ginecologista, conversas com as mulheres com cancro do colo do útero sobre essa doença e uma maior exposição aos meios de comunicação social a informações sobre a prevenção do cancro do colo do útero. O estudo concluiu que a comunicação aberta, as redes sociais e a melhoria do estatuto socioeconómico das mulheres na nossa sociedade são os factores mais proeminentes, a maioria dos quais se situa principalmente fora do domínio dos serviços de saúde e exige uma colaboração multiespectral para melhorar a saúde reprodutiva das mulheres (Bojana 2010).

Noutro estudo realizado na Coreia em 2005 para identificar as barreiras ao rastreio do esfregaço de Papanicolaou entre as mulheres coreanas, verificou-se que a taxa de rastreio do cancro do colo do útero estava significativamente associada de forma positiva ao rendimento, à educação, ao emprego e à terapia de substituição hormonal, ao passo que a idade, a deficiência e o tabagismo estavam significativamente associados de forma negativa às probabilidades de fazer a citologia cervical. O estudo concluiu que, para aumentar as taxas de realização do teste de Papanicolau pelas mulheres coreanas, os programas de rastreio do cancro do colo do útero devem prestar especial atenção às idosas, aos grupos com baixos rendimentos, às fumadoras e às pessoas com deficiência (Park, 2010).

Num outro estudo realizado em Hong Kong em 2004, os resultados revelaram que os factores sociais, como o custo, o nível de instrução, o conhecimento do risco, o valor social da deteção precoce e as questões culturais, como a modéstia e o embaraço, contribuíam para a participação no rastreio. No mesmo estudo, verificou-se que a tendência cultural para o fatalismo, bem como o género, as competências interpessoais e interprofissionais do médico, eram importantes para influenciar os níveis de timidez e desconforto das mulheres chinesas e, por conseguinte, afetar a sua participação no rastreio. O estudo concluiu que os programas que prestam serviços a mulheres chinesas têm de garantir que a filosofia do pessoal e a abordagem e os materiais utilizados devem ser culturalmente relevantes. O estudo recomendou que os enfermeiros dotados de conhecimentos sociais e culturais relevantes sobre os grupos populacionais deveriam ter um papel central na promoção da saúde e nos serviços de rastreio (Holroyd, 2004).

Num estudo realizado na Austrália em 2006, foi revelado que factores sociais e estruturais desencorajavam as mulheres de se apresentarem para rastreio ou de regressarem para acompanhamento e incluíam a incompreensão das mulheres em relação ao rastreio do cancro do colo do útero, o medo do cancro e a desconfiança em relação aos serviços de saúde, bem como sistemas de recolha e acompanhamento deficientes. Os encargos económicos e sociais para as mulheres que se apresentam para rastreio e tratamento também contribuíram (Anderson 2006).

Outro estudo realizado para avaliar a cobertura do exame Papanicolaou no Estado de Pernambuco, Brasil, em 2009, entre mulheres de 18 a 69 anos de idade, verificou que ser solteira, não ter história de parto e não ter consultado médico no último ano estavam associados à não realização do exame Papanicolaou. O baixo nível de escolaridade também mostrou um efeito significativo. O estudo concluiu que era necessário reforçar e melhorar as actividades de promoção da saúde para reduzir as desigualdades e incentivar a participação ativa das mulheres na prevenção do cancro do colo do útero (Albuquerque 2009).

Um estudo efectuado no Canadá em 2007 para explicar as diferenças na realização do teste de Papanicolaou entre imigrantes e mulheres nativas com idades compreendidas entre os 18 e os 69 anos, residentes nas áreas metropolitanas de Montreal, Toronto e Vancouver, revelou que o estatuto de imigrante e a cultura estavam significativamente associados à realização de um teste de Papanicolaou. A realização do rastreio do cancro do colo do útero foi menos comum entre as mulheres imigrantes recentes e as mulheres de origem chinesa, sul-asiática e outras origens asiáticas. O estudo indicou a necessidade de promover uma maior informação e sensibilização sobre os serviços de saúde pública para o rastreio do cancro do colo do útero, especialmente entre as mulheres imigrantes recentes com essas origens (Woltman 2007).

Um estudo realizado no Reino Unido em 2004 para determinar os factores que afectam a realização do rastreio do cancro do colo do útero entre as reclusas revelou que estas mulheres tinham menos probabilidades de ter sido submetidas a um rastreio nos últimos cinco anos do que outras mulheres fora da prisão. Verificou-se que as mulheres que tinham estado na prisão durante mais de três meses tinham mais probabilidades de fazer um teste de esfregaço nos últimos cinco anos do que as que tinham estado na prisão durante três meses ou menos, o que significa que os serviços de saúde da prisão tinham tido a oportunidade de rastrear as reclusas (Plugge 2004).

Um estudo de âmbito nacional realizado em Taiwan em 2011 para compreender a situação das mulheres taiwanesas no que respeita à realização do teste de Papanicolau, concluiu que os seguintes grupos apresentavam um rácio de probabilidade mais elevado de participar em testes de Papanicolau e incluíam mulheres indígenas, com baixos rendimentos e idosas que visitavam os serviços de obstetrícia e ginecologia com maior frequência (Lee 2011).

De acordo com um estudo realizado nos Países Baixos em 2006 com o objetivo de examinar o impacto das caraterísticas das mulheres na realização do rastreio do cancro do colo do útero, as crenças das mulheres sobre o rastreio do cancro do colo do útero e a sua assiduidade foram os melhores indicadores da realização do rastreio. Verificou-se que as mulheres com idades compreendidas entre os 40 e os 50 anos que sentiam uma elevada obrigação moral pessoal, que tinham apenas um parceiro sexual e que tinham sido convidadas e recordadas pelo seu próprio médico de clínica geral tinham a maior probabilidade de efetuar o rastreio. O estudo concluiu que, para melhorar a adesão ao rastreio do cancro do colo do útero, deve ser dada ênfase à obrigação moral pessoal das mulheres elegíveis, às crenças sobre os riscos do cancro do colo do útero e às curas disponíveis (Margot 2006).

Outro estudo realizado entre 2001 e 2006 para avaliar a taxa de participação e os resultados da avaliação citológica no contexto das actividades de rastreio do cancro do colo do útero em Espanha revelou que a participação global entre as mulheres com idades compreendidas entre os 20 e os 64 anos foi de 50,7%, com uma participação mais elevada entre as mulheres com idades compreendidas entre os 20 e os 34 anos do que entre as mulheres com idades compreendidas entre os 50 e os 64 anos.

Noutro estudo realizado na China para determinar de que forma a história sexual e os conhecimentos sobre o cancro do colo do útero e o rastreio influenciavam o comportamento de rastreio das mulheres chinesas, verificou-se que as mulheres casadas e as que tinham tido a primeira relação sexual depois dos 21 anos tinham uma probabilidade significativamente maior de participar no rastreio. As mulheres rastreadas também demonstraram um nível mais elevado de conhecimentos sobre o procedimento de rastreio do colo do útero, em comparação com as mulheres não rastreadas. O estudo concluiu que o atual sistema de exames físicos gratuitos para as mulheres na China continental é um importante fator de motivação para a utilização dos serviços de rastreio cervical por parte das mulheres. O estado civil e a história sexual das mulheres chinesas influenciam o seu comportamento de rastreio (Gu 2010).

Uma análise da literatura, realizada com base no modelo de crenças sobre a saúde em matéria de rastreio do cancro da mama e do colo do útero, que analisou estudos publicados que examinavam os factores que influenciam o comportamento de rastreio do cancro da mama e do colo do útero entre as mulheres hispânicas, revelou que o medo do cancro, as opiniões fatalistas sobre o cancro, as barreiras linguísticas e o embaraço de base cultural eram alguns dos obstáculos. Foi também revelado que as mulheres hispânicas se sentem geralmente menos susceptíveis ao cancro, o que constitui uma razão importante para a sua falta de rastreio. Pistas positivas para a realização do rastreio

incluíam recomendações de médicos, programas de sensibilização da comunidade com a utilização de líderes de saúde leigos hispânicos, material impresso em espanhol e utilização de meios de comunicação culturalmente específicos. A revisão recomendou que as futuras intervenções devem ser culturalmente sensíveis e competentes (Austin 2002).

Noutra revisão sistemática realizada nos EUA em 2008, utilizando o Modelo de Crenças na Saúde sobre o rastreio do cancro do colo do útero entre imigrantes e minorias étnicas, foi revelado que as crenças mais comuns em vários grupos culturais que emergiram foram as atitudes fatalistas, a falta de conhecimentos sobre o cancro do colo do útero, o medo de os exames de Papanicolau ameaçarem a virgindade, bem como as crenças de que um exame de Papanicolau é desnecessário, a menos que se esteja doente. Outras crenças, como o parto, a menstruação, o sexo e o stress, foram consideradas como tendo um papel na suscetibilidade ao cancro. Os afro-americanos também identificaram os processos administrativos no estabelecimento de cuidados de saúde como barreiras ao rastreio, ao passo que os imigrantes asiáticos tinham uma série de ideias erradas sobre a suscetibilidade ao cancro, bem como a estigmatização imposta pela sua própria comunidade e pelos prestadores de cuidados de saúde. O estudo concluiu que os prestadores de cuidados de saúde e os decisores políticos devem ter em conta os vários factores socioculturais que influenciam as crenças relacionadas com a saúde e a utilização dos cuidados de saúde entre os imigrantes e as minorias étnicas nos Estados Unidos. Além disso, o estudo recomendou estratégias e programas de rastreio culturalmente relevantes que abordem estes factores socioculturais (Johnson 2008).

Numa perspetiva aprofundada e actualizada, realizada em 2005 para determinar os factores determinantes do rastreio do cancro do colo do útero entre as mulheres dos Apalaches Centrais, com vista a estabelecer programas de prevenção do cancro do colo do útero culturalmente relevantes, foram sugeridos os seguintes factores como influenciadores da realização do rastreio: ter uma orientação para a utilização de serviços de saúde preventivos; ter um seguro de saúde e acesso a um bom ambiente médico; e manter um horário suficientemente flexível para poder ir às consultas. As barreiras ao rastreio identificadas neste estudo incluíam o medo de se sujeitar a um exame médico devido à obesidade ou ao facto de ser fumadora, o acesso inadequado aos cuidados de saúde, como a escassez de médicos, a escassez de prestadores de serviços especializados, o longo tempo de deslocação até aos serviços e os horários das clínicas que não permitem às mulheres trabalhadoras; e a falta de recomendações dos prestadores.

Também foram mencionadas a recusa de familiares do sexo masculino em permitir a realização de testes de Papanicolau, a preocupação com a privacidade e a falta de crença nos testes de Papanicolau (Schoenberg 2005).

Um estudo realizado para compreender melhor os obstáculos e os factores que facilitam o rastreio do teste de Papanicolau entre as mulheres hispânicas em 2007 revelou que a maioria das mulheres conhecia o cancro do colo do útero e o teste de Papanicolau. As vantagens percebidas do rastreio identificadas foram o diagnóstico precoce do cancro do colo do útero e a sensação de bem-estar ao cuidar da saúde. As barreiras pessoais à realização do teste incluíam o embaraço, o medo e a dor. As barreiras do sistema incluíam o género do médico e a insensibilidade às necessidades da paciente. Embora os parceiros masculinos tenham sido mencionados como uma possível barreira em todos os grupos, a maioria das mulheres expressou que isso não era um problema para elas pessoalmente. Os factores facilitadores identificados foram a informação/educação, os testes gratuitos ou de baixo custo e o apoio de médicos e amigos (Byrd 2007).

Noutro estudo realizado para explorar os obstáculos e as formas de melhorar a adesão ao rastreio do cancro do colo do útero entre as mulheres somalis em Camde, revelou-se que os conhecimentos sobre o objetivo do rastreio do cancro do colo do útero eram limitados. Havia também uma falta de compreensão dos factores de risco do cancro do colo do útero e muitas das mulheres tinham atitudes fatalistas, associadas à ideia da "vontade de Deus", em relação a este cancro e a outros aspectos da saúde. Outra barreira culturalmente específica foi o embaraço associado à circuncisão feminina, que é uma mutilação genital feminina. Outros obstáculos apresentados pelos participantes incluíam a falta de conhecimentos sobre a necessidade de efetuar o rastreio do cancro do colo do útero, problemas práticos como os horários das consultas e a necessidade de cuidar das crianças, dificuldades linguísticas, medo do teste e experiências passadas negativas. Os participantes sugeriram que os trabalhadores comunitários somalis dessem formação e informação sobre o rastreio do cancro do colo do útero na língua somali. Sugeriram também que o pessoal de saúde recebesse formação sobre a cultura somali, em particular no que respeita à circuncisão feminina, e que os profissionais de saúde incentivassem as mulheres somalis a fazer o rastreio. O estudo concluiu que as dificuldades linguísticas e as questões culturais específicas são os principais obstáculos à participação das mulheres somalis no rastreio do cancro do colo do útero. Fornecer educação e informação oralmente, bem como melhorar o acesso a um serviço de rastreio mais adequado do ponto de vista cultural, poderia levar a uma maior adesão deste grupo (Abdullah 2009).

Num estudo realizado nos EUA em 1998 para testar o efeito simultâneo de vários factores de previsão estabelecidos para o rastreio do cancro da mama e do colo do útero entre mulheres mexicanas-americanas de baixos rendimentos, foi revelado que o comportamento de rastreio estava inversamente associado à ansiedade em relação ao cancro, quando todos os outros factores de previsão foram controlados estatisticamente. Verificou-se que a ansiedade afectava substancialmente a relação entre as competências de comunicação e o comportamento de rastreio. O conhecimento do cancro foi associado de forma positiva, e não negativa, à ansiedade em relação ao cancro. O estudo concluiu que os programas de rastreio do cancro bem sucedidos para as mulheres mexicanas-americanas devem abordar não só as barreiras de acesso, mas também as competências de comunicação, os conhecimentos e a ansiedade (Lobell 1998).

Uma análise da literatura efectuada por Perry (2001) sobre a forma de aumentar a adesão ao rastreio citológico do colo do útero concluiu que havia uma grande necessidade de modificar e melhorar os actuais programas de rastreio se todas as mulheres em risco de cancro do colo do útero fossem encorajadas a comparecer no rastreio. A atitude das pessoas que efectuam os testes de esfregaço é, muitas vezes, crucial para ganhar a confiança das mulheres, uma vez que uma experiência desagradável pode dissuadir uma paciente de comparecer novamente. Outros obstáculos à comparência incluem erros administrativos e falta de conhecimentos. Concluiu que, dado o impacto da publicidade em massa e das campanhas de promoção da saúde noutras áreas, como a cessação do tabagismo, havia uma clara necessidade de aplicar uma estratégia semelhante ao rastreio do colo do útero (Perry 201).

Num outro estudo realizado para determinar os factores que influenciam as práticas de rastreio do cancro feminino em França, em 2008, foi revelado que a cobertura declarada do rastreio do cancro da mama era de 71,2%, enquanto a do rastreio do cancro do colo do útero era de 76,3%. O principal fator associado a uma prática mais frequente de um ou de ambos os rastreios do cancro foi o facto de ter sido submetida recentemente ao outro rastreio. Os factores associados à utilização do teste de Papanicolaou foram principalmente variáveis socioeconómicas e sociodemográficas, estando também associadas variáveis de acesso aos cuidados de saúde e aos médicos. Os principais factores associados à não realização de nenhum destes dois rastreios são de natureza financeira, nomeadamente o rendimento do agregado familiar e a propriedade da habitação. O estudo mostrou, portanto, que era apropriado comunicar sobre os dois rastreios ao mesmo tempo, uma vez que têm um efeito positivo um sobre o outro. Por último, os médicos continuam a desempenhar um papel central na recolha de informações sobre os rastreios do cancro e a incentivar o rastreio nas mulheres que não são rastreadas regularmente (Duport 2008).

Num estudo realizado no Texas em 2004 para examinar os factores que influenciam a participação no rastreio do cancro do colo do útero, verificou-se que a raça e o nível de rendimento eram significativos para a participação no rastreio do cancro do colo do útero. Os resultados do estudo forneceram uma visão e orientação para o desenvolvimento e implementação de métodos para aceder às mulheres que têm taxas de participação mais baixas (Lockwood 2004).

Um estudo realizado nos EUA em 2005 revelou que factores como ser mais velho, viver numa zona de maior pobreza ou ter um nível de escolaridade mais baixo estavam associados à probabilidade de não fazer o rastreio do cancro do colo do útero. O estudo recomendou que, para reduzir a incidência de cancro do colo do útero invasivo entre as mulheres com acesso a rastreio e tratamento, a adesão ao rastreio por Papanicolaou deve ser aumentada (Lyden 2005).

CAPÍTULO 3
METODOLOGIA

3.1 Introdução

Este capítulo descreve a metodologia que foi utilizada para estudar os factores que afectam a adesão ao rastreio do cancro do colo do útero entre as mulheres com idades compreendidas entre os 20 e os 30 anos no distrito de Hoima. É discutida sob os seguintes títulos: área de estudo, conceção/estratégia de investigação, população de estudo, dimensão e seleção da amostra, técnicas de amostragem e procedimento do estudo. O mesmo capítulo descreve também os métodos de recolha de dados e os instrumentos de recolha de dados e a forma como foram pré-testados quanto à sua validade e fiabilidade. Este capítulo inclui também o procedimento de recolha de dados, a análise dos dados e a forma como as variáveis foram medidas.

3.1 Área de estudo

O estudo foi realizado no distrito de Hoima, que se situa no centro-oeste do Uganda e faz fronteira com o distrito de Buliisa a norte, com o distrito de Masindi a nordeste, com o distrito de Kyankwanzi a leste, com o distrito de Kibaale a sul, com o distrito de Ntoroko a sudoeste e com a República Democrática do Congo, através do Lago Alberto, a oeste. Hoima, o principal centro municipal do distrito, está situado a cerca de 210 km por estrada, a noroeste de Kampala, a capital do Uganda e a maior cidade do país. As coordenadas do distrito são 01 24N, 31 18E (Hoima, 2011). O distrito de Hoima tem uma população estimada em 457 000 habitantes em março de 2011, dos quais 50,6% são do sexo masculino (sítio Web do distrito de Hoima, 2011). Participaram no estudo as seguintes unidades de saúde, a saber: Hospital regional de referência de Hoima, o centro de saúde IV incluía Kigorobya e Buseruka. O centro de saúde III incluía: Centro de Saúde de Saúde Reprodutiva do Uganda, Centro de Saúde de Buhanika, Centro de Saúde de Butema, Buhimba, Kalongo, Mparangasi, Saúde de Kikube, Kyangwali, Rwenyawawa, Kabwoya, Kabale, Kapeka, Buhimba, Mukabala, Bugahya, Bulaha, Bujugu .

3.2 Conceção da investigação

Um estudo transversal baseado num estabelecimento de saúde que utilizou métodos qualitativos e quantitativos para determinar os factores sociodemográficos, dos serviços de saúde e individuais que afectam a aceitação dos serviços de rastreio do cancro do colo do útero no distrito de Hoima.

3.2.1 População estudada

A população-alvo era constituída por mulheres com idades compreendidas entre os 20 e os 60 anos que frequentavam as 20 unidades de saúde do distrito de Hoima por diversos motivos. A categoria etária acima foi considerada porque, embora o risco de desenvolver cancro do colo do útero comece aos 14 anos de idade, torna-se cada vez mais elevado aos 20 anos, em comparação com as pessoas com menos de 20 anos e com mais de 60 anos. (OMS/ICO, 2010)

3.2.2 Critérios de inclusão

O estudo incluiu todas as mulheres com idades compreendidas entre os 20 e os 60 anos que frequentavam os centros de saúde III, IV e um hospital regional por qualquer motivo e que estavam sóbrias, aceitaram e consentiram em participar no estudo. Apenas as unidades de saúde públicas e privadas sem fins lucrativos são elegíveis para o estudo. Apenas os residentes de Hoima que viviam no distrito há mais de 6 meses foram considerados para este estudo. Foram incluídos no estudo, como informadores-chave, enfermeiros, médicos de clínica geral, funcionários clínicos e parteiras e pessoas de mente sóbria.

3.2.3 Critérios de exclusão

Os potenciais inquiridos que não estavam sóbrios foram excluídos do estudo. Os potenciais inquiridos que pediram dinheiro para participar não foram considerados. Os especialistas do hospital regional de referência de Hoima, tais como cirurgiões, ginecologistas e médicos, foram excluídos do estudo. Isto porque o investigador partiu do princípio de que estes especialistas tinham conhecimentos adequados sobre o tema em estudo, que provavelmente os médicos generalistas não tinham. Seria interessante, no entanto, testar esta hipótese em estudos futuros.

3.2.5 Cálculo da dimensão da amostra

Foi utilizada a fórmula de Yamane (1967:886) para calcular a dimensão das amostras. Um nível de confiança de 95% e
P=0,05 são assumidos para efeitos do presente estudo.

$$n= N/1+Ne^2$$

Onde n era o tamanho da amostra, N é o tamanho da população de mulheres no distrito de Hoima, e e é o nível de precisão.

Considerando que a população total de mulheres em Hoima (N) é de 225 758 (unidade de planeamento do distrito de Hoima, 2010), e onde e é o mesmo que P= 0,05 (este valor foi escolhido por ser estatisticamente razoável).

$$n = 225{,}758/1+225{,}758(0.05)^2$$

$$n = 225{,}758/565.395$$

$$n = 399.9253$$

$$n = 400$$

Por conseguinte, 400 mulheres participaram no estudo, das quais 20 foram selecionadas de cada uma das 20 unidades de saúde participantes.

3.2.6 Processo de amostragem

Foi utilizada uma amostragem aleatória simples com recurso à opção do método da lotaria, através da qual todas as mulheres com idades compreendidas entre os 20 e os 60 anos que se encontravam nas unidades de saúde na altura e que estavam dispostas a participar no estudo foram selecionadas escrevendo pequenos pedaços de papel com a indicação "participar" e "não participar". Em seguida, os papéis eram dobrados e misturados várias vezes antes de serem atirados ao chão para as participantes escolherem. As mulheres que tinham o papel escrito "participar" eram selecionadas para o estudo. O investigador começou por esperar que houvesse mais do que uma mulher para selecionar as que iriam participar, tendo em conta que não as atrasaria nos centros de saúde. O procedimento foi repetido até se obter o número necessário de mulheres por unidade sanitária.

Foi utilizado o método purposivo para selecionar todos os centros de saúde III, IV e um hospital, uma vez que cada uma das unidades de saúde representava um sub-condado no distrito de Hoima.

Por conseguinte, utilizando a dimensão da amostra calculada de 400 e dividindo-a pelas 20 unidades de saúde selecionadas, o número de mulheres de cada uma delas a selecionar foi de 20.

Também se procedeu a uma amostragem por conveniência dos profissionais de saúde (enfermeiros, agentes clínicos, parteiras e médicos) que estavam disponíveis nas unidades de saúde participantes na altura da recolha de dados. Estes profissionais de saúde também funcionaram como informadores-chave para este estudo e foram selecionados a partir de 17 centros de saúde III, dois centros de saúde IV e do centro de referência regional de Hoima.

3.3 Variáveis do estudo

As variáveis do estudo incluíam variáveis dependentes e independentes, como se descreve de seguida.

3.3.1 Variável dependente

Utilização dos serviços de rastreio do cancro do colo do útero.

Este foi o número de mulheres da amostra que foram submetidas ao rastreio do cancro do colo do útero.

3.3.2 Variáveis independentes

Factores sócio-demográficos

Estas eram a idade, o estado civil, o nível de educação, o nível de rendimento, a profissão e a religião

Factores institucionais

Os indicadores foram o tempo de espera, a atitude dos profissionais de saúde, a disponibilidade de pessoal e a acessibilidade do serviço, o conhecimento e a capacidade dos profissionais de saúde para fazer o rastreio do cancro do colo do útero, a disponibilidade e o custo dos serviços de rastreio.

Factores dos clientes

Os indicadores são a sensibilização para os serviços de rastreio do cancro do colo do útero, a perceção da importância do rastreio, a perceção do custo e o conhecimento do cancro do colo do útero.

3.4 Métodos de recolha de dados

Os dados quantitativos foram recolhidos através de questionários semi-estruturados administrados por um entrevistador, ao passo que a recolha de dados qualitativos sobre a participação no rastreio do cancro do colo do útero foi feita através da revisão dos registos anteriores utilizando uma lista de verificação.

3.4.1 Controlo de qualidade

Formação de assistentes de investigação

Foram recrutados e formados catorze assistentes de investigação com bons conhecimentos de inglês e de Runyoro, formação médica e experiência anterior em entrevistas, para trabalharem com o IP como supervisor do estudo. O género dos assistentes de investigação era 90% feminino, de modo a que as mulheres que participaram no estudo se sentissem mais confortáveis e livres para dar as suas respostas.

O investigador principal (PI) estava disponível para supervisionar.

Os assistentes de investigação (AR) tinham uma qualificação mínima de enfermeiro inscrito.

Foram realizadas reuniões regulares entre os assistentes de investigação e o investigador, num esforço para reduzir os erros inter-observadores.

3.4.2 Pré-teste das ferramentas

A equipa visitou o centro de saúde II de Kyakapeya, no sub-condado de Buhanika, que não participou no estudo, por ser considerado próximo para os assistentes de investigação e para o investigador principal e, por conseguinte, não necessitar de dinheiro para o transporte. Nesta unidade de saúde, o AR entrevistou 40 mulheres com idades compreendidas entre os 20 e os 60 anos e 3 profissionais de saúde para pré-testar os questionários. Isto foi feito para testar a robustez da metodologia e dos instrumentos de recolha de dados. Após o pré-teste da recolha de dados, os instrumentos foram revistos e normalizados para garantir que os dados necessários eram recolhidos. Tudo isto foi feito uma semana antes da recolha efectiva de dados. Todas as entrevistas com as mulheres foram efectuadas em Runyoro, enquanto as entrevistas com os profissionais de saúde foram feitas em inglês.

3.4.3 Instrumentos de recolha de dados e edição de dados no terreno

Os dados foram recolhidos através de questionários semi-estruturados pré-testados e de listas de controlo. Os dados recolhidos foram editados diariamente para garantir a sua exatidão e exaustividade e também para lidar com as não respostas.

3.5 Gestão e análise de dados

- Os dados recolhidos foram verificados quanto à sua exaustividade e exatidão.

- As perguntas abertas foram codificadas de acordo com os temas identificados para facilitar a análise.

- Os dados quantitativos foram introduzidos no software de base de dados Epi-Info e, utilizando a transferência Stata, os dados foram depois transferidos para o SPSS e analisados. A análise univariável foi efectuada para gerar tabelas de frequência e outros parâmetros descritivos. A análise bivariável foi efectuada para comparar a variável dependente com as variáveis independentes, utilizando intervalos de confiança e valores de p. Foi efectuada uma análise de regressão logística multivariada para ajustar a confusão e determinar os factores que influenciam a adesão ao rastreio do cancro do colo do útero.

3.6 Considerações éticas

Foi solicitada a aprovação do Instituto de Política e Gestão da Saúde e do Comité de Investigação e Ética da Universidade Internacional de Ciências da Saúde para a realização do estudo, tendo sido também solicitada a autorização do responsável pela saúde do distrito de Hoima. Os potenciais inquiridos foram informados sobre os objectivos e o processo do estudo e, antes das entrevistas, foi obtido o consentimento informado de todos os inquiridos, salientando a importância deste estudo. Os inquiridos foram informados de que a sua participação no estudo era voluntária e foi-lhes perguntado se estavam dispostos a participar no estudo. Aos que concordaram, foi-lhes pedido que assinassem ou imprimissem o polegar no formulário de consentimento. Foi mantida uma confidencialidade rigorosa durante todo o estudo.

Durante a recolha de dados, os formulários preenchidos foram recolhidos diariamente pelos assistentes de investigação e guardados em casa do investigador.

A confidencialidade foi mantida através da utilização de identificadores anónimos e o acesso aos dados foi restringido ao PI.

3.7 Divulgação dos resultados

Os resultados são apresentados ao Instituto de Política e Gestão da Saúde da Universidade Internacional de Ciências da Saúde. Após a aprovação pela universidade, serão apresentadas cópias das conclusões e recomendações aos funcionários do distrito de Hoima, às unidades de saúde que participaram no estudo e aos representantes das mulheres que participaram no estudo.

Os resultados serão também publicados em revistas e apresentados em conferências profissionais.

CAPÍTULO 4

4.1 APRESENTAÇÃO DOS RESULTADOS, ANÁLISE E INTERPRETAÇÃO DAS CONCLUSÕES.

4.1 Introdução

Os resultados apresentados neste capítulo são analisados e discutidos em relação aos objectivos do estudo. A informação está a ser apresentada e discutida através de tabelas de frequência, gráficos de piqué e tabulações cruzadas. Os dados são analisados de forma univariada, bivariada e multivariada. A análise e os resultados foram gerados com a ajuda do software Epi-Info, SPSS e Stata.

4.2 Caraterísticas sócio-demográficas dos inquiridos

Esta secção analisa as caraterísticas sociodemográficas das 400 mulheres entrevistadas.

Tabela 1. Distribuição percentual das caraterísticas sócio-demográficas dos inquiridos

Factor	*Frequency*	*Percentage (%)*
Age		
20-30	132	33.0
31-40	141	35.2
41-50	91	22.8
51-60	36	9.0
Total	**400**	**100**
Marital status		
Married	193	48.3
Separated	96	24.0

Widowed	60	15.0
Divorced	18	4.5
Single	33	8.2
Total	**400**	**100**
Religion		
Anglican	148	37.0
Roman-Catholic	147	36.75
Muslim	63	15.75
Pentecostal	34	8.5
Other	8	2.0
Total	**400**	**100**
Education level		
None	104	26.0
Primary	141	35.2
Secondary	95	23.8
Tertiary	60	15.0
Total	**400**	**100**
Occupation		
Farming(Peasants)	228	56.5
Civil-servant	56	14.5
Own business	98	24.5
Other	18	4.5
Total	**400**	**100**
Residence		

Urban	50	13.0
Semi-urban	77	20.2
Rural	273	66.8
Total	**400**	**100**
Number of known co-wives		
One	122	30.5
Two	104	26.0
Three	31	7.8
More than three	6	1.5
None	137	34.2
Total	**400**	**100**

A Tabela 1 mostra que a maioria das mulheres entrevistadas era casada (48%), enquanto 4,5% eram divorciadas. É importante conhecer o estado civil das mulheres, uma vez que alguns estudos demonstraram que o estado civil está associado a um risco de cancro do colo do útero.

A maior parte das mulheres entrevistadas (37%) eram católicas, seguidas das anglicanas que constituíam 36%. A informação acima é importante para compreender a distribuição das mulheres quanto à filiação religiosa. Note-se que algumas religiões, como a igreja católica romana, são resistentes à utilização de métodos contraceptivos artificiais, como o preservativo, que podem reduzir o risco de contrair o papilomavírus humano (HPV) dos homens.

A análise dos níveis de literacia das mulheres revela que 26% não frequentaram qualquer ensino formal, enquanto 35% responderam ter concluído apenas o ensino primário. O baixo nível de instrução pode contribuir para um baixo nível de compreensão da informação sobre saúde, incluindo o cancro do colo do útero.

Os resultados relativos à profissão mostram que a maioria das mulheres se dedicava a actividades agrícolas (56%), seguidas de 24% que exerciam uma atividade comercial e 14,5% que eram funcionárias públicas.

Conhecer a profissão das mulheres pode dar uma indicação sobre o nível de rendimento que, por sua vez, pode ter um efeito sobre a adesão ao rastreio do cancro do colo do útero.

Os resultados indicam ainda que o maior número de mulheres vivia em zonas rurais: 66,8% das que viviam em zonas rurais e apenas 66,8% das que viviam em zonas urbanas. Na maior parte das zonas rurais do Uganda, os serviços de saúde são deficientes em comparação com as zonas urbanas. Este facto pode ter implicações na adesão ao rastreio do cancro do colo do útero, na medida em que os serviços de rastreio podem não existir nas zonas rurais.

Relativamente ao número de co-mulheres, a maioria das mulheres referiu nunca ter tido co-mulheres (34,2%), seguindo-se as que tinham uma co-mulher (30,5%). Um pequeno número de mulheres tinha mais de três co-mulheres (1,5%). É de notar que ter uma ou mais co-mulheres pode ser um fator de risco na transmissão do papilomavírus humano (HPV), que está altamente associado à causa do cancro do colo do útero entre as mulheres com mais de 20 anos de idade.

4. 2 Factores dos clientes que influenciam a adesão ao rastreio do cancro do colo do útero.

1.2.1 Conhecimento da doença e dos serviços de rastreio

Quadro 2. Conhecimento da doença e dos serviços de rastreio

Category	Frequency	Percentage (%)
Have never heard about the disease	261	65.25
Have ever heard about the disease	139	34.75
Total	**400**	**100**

A partir do quadro 2, a maioria dos inquiridos (65,25%) nunca ouviu falar do cancro do colo do útero, enquanto 34,75% já ouviram falar do serviço.

O facto de a maioria dos inquiridos nunca ter ouvido falar do cancro do colo do útero pode ter implicações na adesão aos serviços de rastreio, uma vez que não podem optar por um serviço de que nunca ouviram falar.

O quadro 3 mostra a fonte de informação dos inquiridos sobre o rastreio do cancro do colo do útero

Where women had received the information	*Frequency*	*Percentages*
Never heard	261	65.25
Radios	114	28.5
Health workers	16	4
From friends	7	1.75
Newspapers	2	0.5
Total	**400**	**100**

As 139 das 400 mulheres que já ouviram informações sobre o cancro do colo do útero, 114 mulheres (28,5%) ouviram-nas na rádio, 16 mulheres (4%) ouviram-nas dos profissionais de saúde e 2 (0,5%) das mulheres leram sobre o cancro do colo do útero nos jornais. Isto significa que a rádio pode ser um instrumento muito bom para divulgar informações sobre o cancro do colo do útero.

1.2.2   Mulheres que fizeram um rastreio do cancro do colo do útero

Quadro 4: Mulheres que já fizeram um teste de rastreio do cancro do colo do útero

Category of women	*Frequency*	*Percentage (%)*
Have had a screening done	12	3
Have never had screening the done	388	97
Total	**400**	**100**

De acordo com o quadro 4, observa-se que a maioria das mulheres (97%) que participaram no estudo nunca fez um teste de rastreio do cancro do colo do útero. O facto de a maioria das mulheres nunca ter feito um exame de rastreio do cancro do colo do útero pode significar que correm o risco de morrer da doença, uma vez que podem apresentar-se tardiamente para tratamento. No entanto, de acordo com o quadro 2, a maioria das inquiridas (65,25%) nunca ouviu falar de cancro do colo do útero, pelo que não tinha conhecimentos, o que poderia explicar o facto de muito poucas mulheres terem feito o rastreio do cancro do colo do útero.

1.2.3 Conhecimento dos sinais e sintomas do cancro do colo do útero segundo as mulheres do distrito de Hoima

Quadro 5. Sinais e sintomas do cancro do colo do útero segundo as mulheres do distrito de Hoima

Signs and symptoms	Frequency	Percentage (%)
Do not know any sign	247	61.90
Abnormal vaginal bleeding	84	21.05
Lower abnormal pain	37	9.27
Painful sex	25	6.2
Infertility	7	1.5
Total	**400**	**100.0**

Os resultados indicam que o conhecimento sobre os sintomas do cancro do colo do útero ainda é baixo entre as mulheres. Os resultados das entrevistas realizadas com as mulheres mostraram que a maioria (61,9%) não conhecia nenhum dos sinais de cancro do colo do útero, ao passo que 21,05% indicaram a hemorragia vaginal anormal como um dos principais sinais de cancro do colo do útero. O facto de a maioria das mulheres não ter mencionado qualquer sinal de cancro do colo do útero pode indicar uma falta de compreensão desta doença, o que também pode ter implicações na adesão ao cancro do colo do útero. Mesmo aquelas que mencionaram alguns dos sinais não foram exactas.

1.3.4 Conhecimento dos factores de predisposição para o cancro do colo do útero segundo as mulheres do distrito de Hoima

Foi muito interessante ouvir as respostas das mulheres de Hoima sobre os factores que, na sua opinião, podem

predispõem facilmente para o cancro do colo do útero. As suas respostas são apresentadas na figura 2 abaixo.

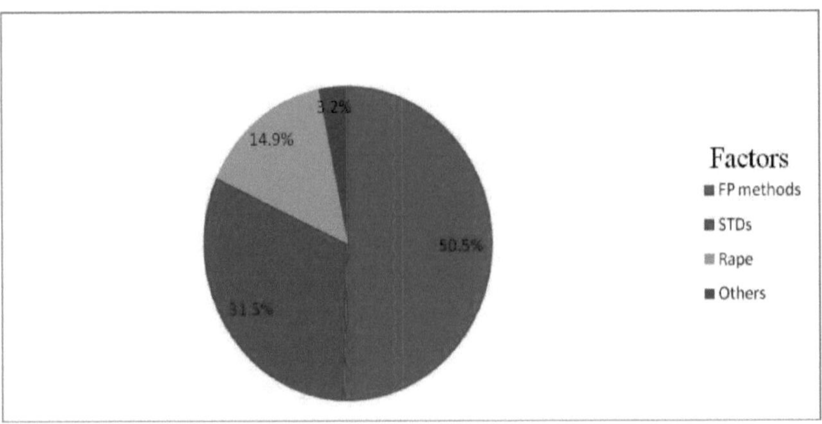

Os resultados indicaram que a maioria das mulheres (50,5%) pensava que a utilização de métodos de planeamento familiar as predispunha para o cancro do colo do útero. Seguiram-se as que afirmaram que as doenças sexualmente transmissíveis (31,5%) também faziam parte dos factores de predisposição. 14,9% das mulheres consideram que a violação é um dos factores de predisposição para o cancro do colo do útero. A menor proporção de mulheres (3,2%) referiu outros factores como a falta de higiene e a pobreza. Nenhuma delas mencionou múltiplos parceiros sexuais e o início da vida sexual numa idade mais jovem como um dos factores predisponentes. Os 50,5% que pensam que o planeamento familiar pode predispor ao cancro do colo do útero podem representar um grande desafio na promoção da utilização dos serviços de planeamento familiar no distrito de Hoima

1.3.5 Conhecimentos sobre sinais e sintomas do cancro do colo do útero de acordo com 95 profissionais de saúde (informadores-chave)

Tabela 6. Nível de conhecimento dos sinais e sintomas do cancro do colo do útero pelos profissionais de saúde

Legenda: Muito bom= 5 ou mais sinais e sintomas, Bom= 4 sinais e sintomas, Razoável= 3 sinais e sintomas, mau= 2 sinais e sintomas, muito mau= 1-nenhum

Level of knowledge	*Frequency*	*Percentage (%)*
Very good	15	15.8
Good	19	20.0
Fair	36	37.9
Poor	14	14.7
Very poor	11	11.6
Total	**95**	**100**

De acordo com o quadro 6 acima, 15 profissionais de saúde (15,8%) tinham um conhecimento muito bom dos sinais e sintomas do cancro do colo do útero, enquanto 11 profissionais de saúde (11%) tinham um conhecimento muito fraco dos sinais e sintomas do cancro do colo do útero. A existência de um grande número de profissionais de saúde que não têm um melhor conhecimento significa que não poderão fornecer informações adequadas ao público sobre o cancro do colo do útero. Também pode significar que não são capazes de prestar serviços de rastreio do cancro do colo do útero.

4.2.6 Conhecimento dos factores de predisposição para o cancro do colo do útero segundo 95 profissionais de saúde (informadores-chave)

Tabela 7. Conhecimento dos factores predisponentes do cancro do colo do útero pelos profissionais de saúde

Legenda: Muito bom= 5 ou mais factores incluindo o HPV, Bom= 4 factores incluindo o HPV, Razoável= 4-3

factores excluindo o HPV, fraco= 2 factores, muito fraco= um ou nenhum

Level of knowledge	Frequency of responses	% Responses
Very Good	16	16.8
Good	21	22.1
Fair	34	35.9
Poor	10	10.5
Very poor	14	14.7
Total responses	**95**	**100**

De acordo com os resultados da tabela 7, observa-se que 16 profissionais de saúde (16,8%) tinham um conhecimento muito bom dos factores predisponentes do cancro do colo do útero, enquanto 14 profissionais de saúde (14,7%) tinham um conhecimento muito fraco dos factores predisponentes do cancro do colo do útero. Isto mostra que a compreensão do cancro do colo do útero no distrito de Hoima é inadequada.

4.2.7 Importância percebida dos serviços de rastreio do cancro do colo do útero

Quadro 8. Importância percebida do rastreio do cancro do colo do útero pelas mulheres dos serviços

Importance	Frequency	Percentage (%)
Important to have the screening	315	78.75%
Not important to have the screening	75	18.75%
Not sure	10	2.5%
Total	**400**	**100**

Das 400 mulheres que participaram no estudo, 315 (78,75%) disseram que consideravam o rastreio do cancro do colo do útero importante, enquanto 75 (18,75%) disseram que não o consideravam importante e que optariam por não o fazer. Dez mulheres (2,5%) disseram não ter a certeza. O facto de um número significativo de inquiridas declarar que o rastreio do cancro do colo do útero não é importante pode significar que isso se deve à falta de conhecimentos sobre a doença e que estas não podem fazer o rastreio.

4.2.8 Custo percebido dos serviços de rastreio do cancro do colo do útero no distrito de Hoima

Quadro 9. Custo percebido do serviço de rastreio do cancro do colo do útero pelas mulheres em Hoima

Perceived cost	*Frequency*	*Percentage (%)*
Expensive	230	57.5
Not Expensive	170	42.5
Total	**400**	**100**

Os resultados do estudo sobre o cancro do colo do útero em Hoima indicaram que uma maioria de 57,5% das mulheres achava que o rastreio do cancro do colo do útero era caro, enquanto uma pequena percentagem (42,5%) achava que não era caro. No entanto, vale a pena referir que a maioria das mulheres nunca tinha feito o rastreio do cancro do colo do útero e apenas fez uma ideia do preço, o que acabou por influenciar a sua opinião.

Quanto à questão de saber quanto é que as mulheres pensavam ser o custo do rastreio do cancro do colo do útero, surgiram opiniões divergentes, uma vez que a maioria delas se limitava a adivinhar as despesas envolvidas no exercício. As suas opiniões são apresentadas no quadro 10 abaixo.

Quadro 10. Custo estimado do rastreio do cancro do colo do útero de acordo com as mulheres no distrito de Hoima

Screening cost (UGX)	Frequency	Percentage (%)
<5,000	44	11.00
5,000-10,000	88	22.00
10,000-20,000	129	32.25
20,000+	139	34.75
Total	**400**	**100.0**

A maioria das mulheres (34,75%) pensava que o rastreio do cancro do colo do útero custava mais de Shs. 20,000. Seguiram-se 32,25% das mulheres que pensavam que o serviço poderia custar entre Shs. 10,000-20,000. Seguiram-se 22% que pensavam que o custo do rastreio do cancro do colo do útero se situava entre Shs. 5000-1000. O menor número de inquiridos (11%) pensa que o rastreio do cancro do colo do útero custa menos de Shs. 5,000.

Os resultados acima referidos têm implicações diretas na aceitação do rastreio do cancro do colo do útero, especialmente porque a maioria (34,75%) acredita que o custo do rastreio é superior a Shs. 20,000. No entanto, verificou-se que o custo real do rastreio do cancro do colo do útero na Reproductive Health Uganda Clinic era de apenas Shs. 2000 apenas. Outras unidades de saúde no distrito não dispunham de serviços de rastreio do cancro do colo do útero.

4.2.9 Razões que podem impedir as mulheres com idades compreendidas entre os 20 e os 60 anos de fazerem o rastreio do cancro do colo do útero no distrito de Hoima

As mulheres de Hoima apresentaram uma série de razões que as impediriam de ir à procura de rastreio do cancro do colo do útero. Estes dados das mulheres são apresentados no quadro 9

Quadro 11 Razões que podem impedir as mulheres de fazer o rastreio do cancro do colo do útero.

Reason	Frequency	Percentage (%)
Lack of money	146	36.5
Long distance to the screening centre	120	30
Lack of screening services in the nearby health facility	79	19.75
Rudeness of the health workers	30	7.5
Discouraged by others	25	6.25
Total	**400**	**100**

No quadro 11, muitas mulheres (36,5%) disseram que a falta de dinheiro poderia impedi-las de aceder aos serviços de rastreio do cancro do colo do útero, enquanto 30% das mulheres disseram que a longa distância até ao centro de rastreio poderia impedi-las de aceder ao serviço. As restantes 19,75% das mulheres afirmaram que a falta de serviços de rastreio do cancro do colo do útero na unidade de saúde mais próxima poderia impedi-las de aceder ao serviço. Uma vez que um número significativo de inquiridas referiu a falta de dinheiro e a distância até ao centro de rastreio como os principais obstáculos. Isto pode significar que consideram que o rastreio do cancro do colo do útero é muito caro e que fica longe das suas casas, o que pode exigir mais dinheiro em termos de transporte para o centro de rastreio. No entanto, as respostas acima incluíam mesmo as de 261 mulheres que nunca tinham ouvido falar do cancro do colo do útero, o que poderia significar que estavam a adivinhar.

4.3.1 Meio de preferência para receber informações sobre o cancro do colo do útero

Quando as mulheres foram questionadas sobre o meio que preferiam para receber informações sobre o cancro do colo do útero, obtiveram as seguintes respostas, apresentadas no quadro 11 abaixo.

Tabela 12. Meio de preferência para receber informações sobre o cancro do colo do útero no distrito de Hoima

Medium	*Frequency*	*Percentage (%)*
Radio	176	44.00
Churches	128	32.00
Health facility	45	11.25
Others	42	10.50
Television	9	2.25
TOTAL	**400**	**100**

A partir da tabela 12, observa-se que 41% das mulheres preferem receber a informação sobre o cancro do colo do útero através da rádio, seguidas de 32% que preferem receber a informação através das igrejas. Seguem-se 11,25% que desejam receber as informações das unidades de saúde. O menor número de mulheres, 2,25%, considera que a televisão é uma boa opção para receber a informação.

As conclusões acima sugerem que as campanhas destinadas a aumentar a sensibilização sobre o rastreio do cancro do colo do útero podem ter como alvo a utilização de rádios e igrejas para disseminar a informação como as opções mais preferidas em Hoima.

4.4 Factores institucionais que afectam o rastreio do cancro do colo do útero

4.4.1 Atendimento em ambulatório (OPD)

O estudo revelou que todas as mulheres que participaram no estudo já tinham frequentado a OPD anteriormente e recebido tratamento dos profissionais de saúde que encontraram nas unidades de saúde.

4.4.2   Tempo de espera na consulta de medicina dentária

Tabela 13: Tempo de espera no centro de atendimento médico para qualquer serviço, segundo as mulheres

Waiting time	Frequency	Percentage (%)
0-30minutes	125	31.25
30minutes- 1 Hour	112	28
1hour- 2hour	98	24.5
More than 2 hours	65	16.25
Total	400	100

A partir da tabela 13, observa-se que muitas mulheres que frequentam a OPD por várias razões esperaram pelos serviços entre 0-30 minutos (31,25%), enquanto muito poucas esperaram mais de 2 horas (16,25%). O tempo de espera da maioria das mulheres situava-se entre 0 e 1 hora (59,25%). A razão para o curto tempo de espera pode dever-se ao facto de os profissionais de saúde serem eficientes ou pode dever-se à má qualidade dos serviços prestados nas unidades de saúde, o que leva a que poucos pacientes compareçam, ou ainda a que muitos pacientes compareçam nas unidades de saúde, mas os profissionais de saúde apenas trabalhem para acabar com as longas filas, não ouvindo as queixas dos pacientes.

4.4.3   O que é que as mulheres faziam enquanto esperavam para ser atendidas pelos profissionais de saúde.

Quadro 14: O que é que as mulheres fizeram enquanto esperavam no centro de atendimento médico

What women did while waiting	*Frequency*	*Percentages (%)*
Nothing	150	37.5
Listening to Health education talk	125	31.25
Conversing with other people	102	25.5
Watching TV	23	5.75
Total	**400**	**100**

A partir da tabela 14, observa-se que muitas mulheres (37,5%) não fizeram nada enquanto estavam à espera de serem atendidas na OPD. Seguiram-se 31,25% que ouviram palestras de educação para a saúde enquanto esperavam. O menor número de mulheres (5,75%) viu televisão enquanto esperava pelos serviços.

No entanto, também se observou que apenas 45 mulheres (11,25%) foram informadas sobre o cancro do colo do útero e sobre as razões pelas quais todas as mulheres precisam de fazer um rastreio desta doença. As restantes mulheres (88,75%) nunca foram informadas sobre o cancro do colo do útero.

4.4.4 Avaliação da forma como o pessoal lidou com as mulheres nas unidades de saúde

Quadro 15. Como o pessoal lidou com as mulheres nas unidades de saúde

Staff handling of women	*Frequency*	*Percentage (%)*
Well handled	**364**	**91.25**
Not well handled	**36**	**9**
Total	**400**	**100**

De acordo com a tabela 15, observa-se que a maioria das mulheres (91,25%) sentiu que foi bem tratada nas unidades de saúde, enquanto a minoria (9%) achou que não foi bem tratada nas unidades de saúde. Os 9% das mulheres que sentiram que não foram bem tratadas referiram que o pessoal das unidades sanitárias foi rude com elas e que é provável que essas mulheres deixem de utilizar os serviços de saúde nessas unidades sanitárias em particular porque.

1.1.1 4.5 Disponibilidade de pessoal nas unidades de saúde

Relativamente à questão da disponibilidade de pessoal nas unidades sanitárias, 374 (93,5%) das mulheres entrevistadas disseram que encontram sempre pessoal nas unidades sanitárias, enquanto 26 (6,5%) disseram que nunca encontram profissionais de saúde nas unidades sanitárias. Isto pode significar que a maioria do pessoal das unidades sanitárias de Hoima não se ausenta do serviço.

4.4.6 Relação interpessoal com os profissionais de saúde

Tabela 16. Classificação do relacionamento interpessoal das mulheres com os profissionais de saúde.

Interpersonal relationship rating	*Frequency*	*Percentages (%)*
Good	214	53.5
Excellent	136	34
poor	30	7.5
Very poor	20	5
Total	**400**	**100**

De acordo com a tabela 16, a maioria das mulheres (53,5%) afirmou ter uma boa relação interpessoal com os profissionais de saúde, enquanto muito poucas (5%) afirmaram ter uma relação interpessoal muito má com os profissionais de saúde.

4.4.7 Disponibilidade de serviços de rastreio do cancro do colo do útero nas unidades de saúde, de acordo com os informadores-chave (profissionais de saúde).

De acordo com as conclusões dos informadores-chave, das 20 unidades de saúde abrangidas por este estudo, apenas uma (5%) dispunha de serviços de rastreio do cancro do colo do útero em todo o distrito.

Entre os 95 profissionais de saúde do distrito de Hoima que foram entrevistados, incluindo os chefes de enfermaria dos hospitais regionais, os chefes dos centros de saúde III e IV, outros enfermeiros, parteiras e gabinetes clínicos das mesmas unidades de saúde, apenas 3 funcionários (3,16%) tinham formação em rastreio do cancro do colo do útero e ofereciam o serviço na unidade de saúde onde trabalhavam. Os restantes 96,84% não possuíam conhecimentos e competências no domínio do rastreio do cancro do colo do útero. Os 3,16% do pessoal com conhecimentos e competências em matéria de rastreio do cancro do colo do útero pertenciam à clínica RHU, que era a única unidade de saúde que prestava o rastreio do cancro do colo do útero em todo o distrito de Hoima.

A maioria dos profissionais de saúde entrevistados, 78 (82%), afirmou que não estava a prestar o serviço devido à falta de conhecimentos e competências em matéria de rastreio do cancro do colo do útero e que estava disposta a prestar o serviço se obtivesse os conhecimentos e competências necessários para o rastreio desta doença. Os outros 17 (18%) profissionais de saúde não estavam dispostos a prestar o serviço, mesmo que obtivessem conhecimentos e competências em matéria de rastreio do cancro do colo do útero, pois consideravam que se tratava de um encargo adicional para eles.

1.1.8 Custo do serviço de rastreio do cancro do colo do útero segundo os informadores-chave.

O custo do rastreio do cancro do colo do útero no único estabelecimento de saúde que oferece este serviço, de acordo com o pessoal deste estabelecimento e também de acordo com as circulares na clínica, é de apenas 2000 xelins do Uganda (o que é menos de 1 dólar americano).

4.5 Análise bivariada de variáveis-chave

4.5.1 Dados sócio-demográficos

O quadro 17 mostra a relação entre as mulheres que já ouviram falar do cancro do colo do útero e as que fizeram o rastreio do cancro do colo do útero.

Ever heard about cervical cancer	*Have you ever screened for cervical cancer*			
	No	Yes	P- value	X^2
Yes	238	7	0.830	0.0461
No	150	5		

De acordo com o quadro 17, ouvir falar do cancro do colo do útero não tem qualquer efeito no rastreio do cancro do colo do útero (Pearson chi2 (1) = 0,0461   Pr=0,830 a um nível de confiança de 95%)

O quadro 18 mostra a idade e o rastreio do cancro do colo do útero

Age	*Have screened for cervical cancer*			
	No	*Yes*	*P value*	*X²*
20-30	124	8	0.036	8.5527
31-40	138	3		
41-50	90	1		
51-60	36	0		
Total	**388**	**12**		

De acordo com a tabela 18, a idade é um fator significativo na realização do rastreio do cancro do colo do útero (Pearson chi 2(3)= 8,5527 Pr= 0,036 intervalo de confiança de 95%)

O quadro 19 mostra a relação entre o estado civil e o rastreio do cancro do colo do útero

Marital status	*Have ever screened for cervical cancer*			
	No	*Yes*	*P value*	*X²*
Married	190	3	0.036	10.2836
Separated	94	2		
widowed	58	2		
divorced	17	1		
Single	29	4		
Total	**388**	**12**		

De acordo com o quadro 19, o estado civil é um fator significativo na realização do rastreio do cancro do colo do útero (Pearson chi 2(4) =10,2836 Pr= 0,036 a um nível de confiança de 95%)

Quadro 20: relação entre religião e rastreio do cancro do colo do útero

Religion	Have ever screened for cervical cancer			
	No	Yes	P value	X^2
Anglican	144	5	0.486	3.4443
Catholics	141	5		
Muslims	63	0		
Born again	32	2		
others	8	0		
Total	**388**	**12**		

A religião, de acordo com o quadro 20, não tem qualquer efeito no rastreio do cancro do colo do útero (Pearson chi 2 = 3,4443 Pr= 0,486 a um nível de confiança de 95%)

Quadro 21: relação entre educação e rastreio do cancro do colo do útero

Level of education	Have ever screened for cervical cancer			
	No	Yes	P value	X^2
None	104	1	0.514	2.2945
Primary	134	7		
Secondary	93	2		
Tertiary	57	2		
Total	**388**	**12**		

O nível de educação não tem qualquer efeito no rastreio do cancro do colo do útero, de acordo com o quadro 22 (Pearson chi 2(3) = 2,2945 Pr= 0,514 a um nível de confiança de 95 %)

O quadro 22 mostra a relação entre a profissão e o rastreio do cancro do colo do útero

Occupation	Have ever heard cervical cancer screening			
	No	Yes	P value	X²
Farming	175	4	0.012	11.0219
Civil servants	104	2		
Own business	94	3		
Students	15	3		
Total	**388**	**12**		

A profissão, de acordo com o quadro 22, tem um efeito na adesão ao rastreio do cancro do colo do útero (Pearson chi 2= 11,0219 Pr=0,012 a um nível de confiança de 95%)

4.5.2 Factores dos clientes

O quadro 23 mostra a relação entre a importância percebida e o rastreio do cancro do colo do útero

Do you think it is important to have cervical cancer screening	Have ever had cervical cancer screening			
	Yes	No	P value	X²
Yes	12	303	0.083	2.9990
No	0	75		
Not sure	0	10		
Total	**12**	**388**		

A perceção da importância do rastreio do cancro do colo do útero não tem qualquer efeito sobre a sua realização, de acordo com os resultados do quadro 23 (Pearson chi 2(1)=2,9990 Pr= 0,083 a um nível de confiança de 95%)

O quadro 24 mostra a relação entre o custo percebido e o rastreio do cancro do colo do útero

Idea about the cost of cervical cancer	*Have ever had cervical cancer screening*			
	No	*Yes*	*P value*	*X^2*
Expensive	313	1	0.576	0.2121
Not expensive	75	11		
Total	**388**	**12**		

Ter uma ideia sobre o custo do rastreio do cancro do colo do útero não tem qualquer efeito sobre a aceitação do rastreio do cancro do colo do útero no distrito de Hoima, de acordo com os resultados da tabela 24 (Pearson chi2 (1) =0,2121 Pr=0,576 a um nível de confiança de 95%).

Quadro 25 que mostra a relação entre encontrar pessoal na unidade de saúde e o rastreio do cancro do colo do útero

Do you always find staff at in the clinic	*Have ever screened for cervical cancer*			
	No	*Yes*	*P value*	*X^2*
Yes	365	9	0.578	0.3094
No	23	3		
Total	**388**	**12**		

O facto de se encontrar pessoal nas unidades de saúde não tem qualquer efeito sobre a realização do rastreio do cancro do colo do útero (Pearson chi 2(2) = 0,3094 Pr= 0,578 a um nível de confiança de 95%).

Quadro 26 que mostra a relação entre ter sido informado sobre a importância de fazer um rastreio do cancro do colo do útero e ter feito um rastreio do cancro do colo do útero.

Told the important of having a cervical cancer screening	*Have ever screened for cervical cancer*			
	No	*Yes*	*P value*	*X^2*
Yes	156	10	0.015	5.9491
No	244	2		
Total	**388**	**12**		

Ser informado sobre a importância do rastreio do cancro do colo do útero tem um efeito sobre a realização do rastreio do cancro do colo do útero, de acordo com os resultados do quadro 26 (Pearson chi (1) =5,9491 Pr= 0,015 a um nível de confiança de 95%)

Quadro 27 que mostra a relação entre o conhecimento dos sinais e sintomas e o rastreio do cancro do colo do útero.

Do you know the signs and symptoms of cervical cancer	*Have ever screened for cervical cancer*			
	Yes	*No*	*P value*	X^2
Yes	633	11	0.3121	0.578
No	245	1		
Total	**388**	**12**		

De acordo com a tabela 27, o conhecimento dos sinais e sintomas do cancro do colo do útero não é um fator significativo na adesão aos serviços de rastreio do cancro do colo do útero (Pearson chi 2(1) =0,3121 Pr =0,578 a um nível de confiança de 95%). Por conseguinte, as pessoas que foram informadas sobre a importância do rastreio do cancro do colo do útero têm uma probabilidade significativamente maior de aderir aos serviços, porque podem estar a ver-se em risco de contrair a doença depois de receberem informações sobre o cancro do colo do útero.

Utilizando uma análise bivariada, a idade, o estado civil, a profissão e o facto de ter sido informado sobre a importância do rastreio do cancro do colo do útero foram os únicos factores significativos que afectaram a adesão ao rastreio do cancro do colo do útero.

4.6 Análise de regressão logística dos factores que foram significativos na análise bivariada.

O quadro 28 mostra a análise de regressão logística dos factores significativos a nível bivariado

Factor	Odds Ratio	P-value	[95% Conf.	Interval]
Age	.3287731	0.014	.1358777	.7955075
20-30 years (Baseline)				
31-40 years	.294686	0.072	.078004	1.113274
41-50 years	.1506173	0.075	.0187444	1.210258
Marital status	1.669627	0.006	1.156409	2.410613
Married(Baseline)				
Not married	8.689655	0.006	1.849652	40.82395
Widowed	3.705882	0.268	.3653052	37.59477
Separated	2.172414	0.402	.3543821	13.31721
Divorced	2.032258	0.391	.4024057	10.26345
Occupation	1.600066	0.103	.9093507	2.815429
Farming(Baseline)				
Students	6.92	0.013	1.505219	31.81357
Own business	1.104255	0.894	.2581927	4.722752
Civil servants	.6653846	0.630	.1267995	3.491628
Being told about the importance of screening	7.3421	0.0211	2.409823	3.922332

De acordo com os resultados da análise de regressão logística simples, a idade, o estado civil e o facto de ter sido informado sobre a importância do rastreio do cancro do colo do útero são factores significativos susceptíveis de afetar o rastreio do cancro do colo do útero. No entanto, após uma análise mais aprofundada da profissão, que por si só não é significativa a este nível, verificou-se que ser estudante é suscetível de influenciar a realização do rastreio do cancro do colo do útero no distrito de Hoima.

A idade teve uma probabilidade 0,32 vezes maior de influenciar a realização do rastreio do cancro do colo do útero no distrito de Hoima, enquanto o estado civil teve uma probabilidade 1,67 vezes maior de afetar a realização do rastreio do cancro do colo do útero. Ter sido informado sobre a importância de fazer um rastreio do cancro do colo do útero teve 7,3 vezes mais probabilidades de afetar a realização do rastreio do cancro do colo do útero.

Numa análise mais aprofundada da idade, considerando a linha de base de 20 a 30 anos, verificou-se que as idades de 30 a 41 anos e de 41 a 50 anos não eram significativas para influenciar a realização do rastreio do cancro do colo do útero no distrito de Hoima, em comparação com 30 a 30 anos.

Numa análise mais aprofundada do estado civil, tomando os casados como linha de base, verificou-se que os não casados têm 8,7 vezes mais probabilidades de afetar a adesão ao rastreio do cancro do colo do útero no distrito de Hoima em comparação com os casados, e a maioria destes também pode ser estudante, uma vez que a maioria dos estudantes no Uganda não é casada.

Ao analisar a ocupação, tendo como base de referência os agricultores, verificou-se que ser estudante é 6,9 vezes mais suscetível de afetar a adesão ao rastreio do cancro do colo do útero do que os agricultores.

4.7 Conclusão

Os únicos factores significativos identificados na análise de regressão logística foram sobretudo os factores sociodemográficos, como a idade, o estado civil e os factores dos clientes, como o facto de terem sido informados sobre a importância do rastreio do cancro do colo do útero, por ordem de importância. Apesar de, na análise bivariada, a profissão ter sido um fator significativo, quando analisada através da regressão logística simples não foi considerada significativa. No entanto, ser estudante foi um fator significativo que pode afetar a aceitação dos serviços de rastreio do cancro do colo do útero no distrito de Hoima.

CAPÍTULO 5
RESUMO E DISCUSSÃO DAS CONCLUSÕES

5.1 Introdução

Este capítulo apresenta um resumo dos resultados, discute-os e explica como estes resultados estão relacionados com outros estudos neste domínio.

5.2 . Factores sócio-demográficos

A maioria dos inquiridos tinha idades compreendidas entre os 31 e os 40 anos (35,2%), enquanto o menor número de inquiridos tinha idades compreendidas entre os 51 e os 60 anos. A idade foi considerada um fator significativo que afecta a adesão ao rastreio do cancro do colo do útero. Verificou-se que as mulheres com idades compreendidas entre os 20 e os 30 anos são mais propensas a fazer o rastreio do cancro do colo do útero do que as de outros grupos etários. No entanto, este estudo apresenta semelhanças e diferenças em relação a outro estudo realizado com mulheres chinesas de Hong Kong em 2010, que concluiu que as mulheres com 37 anos ou menos eram mais propensas a fazer o rastreio do cancro do colo do útero (Sharron, 2010). O contraste é que mesmo as mulheres com idades compreendidas entre os 30 e os 37 anos em Hong Kong também tinham mais probabilidades de fazer o rastreio, mas no estudo do distrito de Hoima, verificou-se que as mulheres com idades compreendidas entre os 20 e os 30 anos eram as que tinham mais probabilidades de fazer o rastreio. Os resultados contrastam com os de outro estudo efectuado na Irlanda (Walsh 2002), que revelou que as mulheres mais velhas tinham muito menos probabilidades de fazer um teste de esfregaço do que as mais novas. Sabe-se também que o risco de cancro do colo do útero aumenta com a idade (OMS/ICO 2010).

Uma percentagem considerável das mulheres entrevistadas declarou nunca ter tido co-esposas (34,2%). O menor número de mulheres referiu ter mais de duas co-mulheres (1,5%). No entanto, sabe-se que ter co-mulheres pode ser um fator de risco para o cancro do colo do útero, uma vez que se sabe que ter múltiplos parceiros sexuais é um fator de risco para a transmissão do HPV que está associado à causa do cancro do colo do útero e, portanto, os 1,5% com co-mulheres podem estar em risco (American Cancer Society, 2011).

Um número considerável de mulheres entrevistadas (37%) era católico, de acordo com a filiação religiosa, seguido dos anglicanos que constituíam 36%. Pensa-se que a filiação religiosa pode ter alguma influência, principalmente na prevenção do cancro do colo do útero. Por exemplo, os católicos são resistentes à utilização de todos os métodos contraceptivos artificiais, como as pílulas, que têm sido associados ao cancro do colo do útero (CDC, 2011) se utilizados durante mais de cinco anos. Todas as religiões cristãs desencorajam a existência de múltiplos parceiros sexuais, o que poderia impedir a propagação do HPV, que está altamente associado ao cancro do colo do útero. No entanto, a maioria das religiões desencoraja o uso de preservativos, o que pode ajudar a minimizar a propagação do HPV de uma mulher para outra através de um contacto sexual. Quando se procedeu a uma análise bivariada e multivariada, verificou-se que a religião não era significativa na adesão ao rastreio do cancro do colo do útero. Embora a religião não possa afetar a adesão ao rastreio do cancro do colo do útero, podem ser realizadas mais investigações para determinar a prevalência do cancro do colo do útero nas diferentes religiões do Uganda.

A análise dos níveis de educação entre as mulheres mostrou que 26% não tinham frequentado qualquer educação formal, enquanto 35% responderam ter concluído apenas o ensino primário. No entanto, tanto a nível bivariado como multivariado, a educação não foi um fator significativo que afectasse o rastreio do cancro do colo do útero no distrito de Hoima, embora num estudo realizado entre as mulheres chinesas de Hong Kong em 2010 se tenha verificado que as mulheres com pelo menos o ensino superior tinham maior probabilidade de fazer o rastreio (Sharron, 2010). As conclusões em Hoima estão relacionadas com as de outro estudo realizado em Sebia, em que a educação não estava muito relacionada com o conhecimento sobre o rastreio do cancro do colo do útero (Kesic, 2005). O estudo em Hoima também contrasta com as conclusões de outro estudo realizado em Taiwan (Shin-Jong Lin 2008), em que a educação tem influência na aceitação do rastreio do cancro do colo do útero. Os resultados em Hoima diferem dos do estudo de Taiwan, provavelmente devido ao facto de a maioria dos profissionais de saúde em Hoima ter conhecimentos inadequados sobre o cancro do colo do útero, pelo que não podem proporcionar uma educação sanitária adequada nas comunidades, deixando tanto as mulheres instruídas como as não instruídas sem saberem o que é esta doença. Por conseguinte, quer se tenha ou não formação, não se pode ir à procura de um serviço sobre o qual não se tem muita informação.

A maior parte das mulheres dedicava-se à agricultura (56%), enquanto a maioria das mulheres era de origem rural (66,8%). No entanto, na análise bivariada, a profissão foi considerada significativa, enquanto a nível multivariado não foi considerada significativa, o que significa que poderia ter sido um fator de confusão.

No entanto, numa análise mais aprofundada da profissão, verificou-se que os estudantes eram mais propensos a fazer o rastreio do cancro do colo do útero do que outras profissões. Isto deve-se, provavelmente, ao facto de os estudantes obterem facilmente conhecimentos através de muitas fontes, incluindo jornais e Internet, pelo que é provável que obtenham informações sobre a importância do rastreio do cancro do colo do útero e que sejam obrigados a fazê-lo.

Concluindo, os factores sócio-demográficos que afectam o rastreio do cancro do colo do útero no distrito de Hoima são a idade, o estado civil e o facto de ter sido informado sobre a importância do rastreio do cancro do colo do útero.

As conclusões em Hoima são semelhantes às de um estudo realizado em Taiwan (Shin-Jong Lin 2008), que revelou que os factores socioeconómicos, como a idade e o estado civil, influenciam a realização do rastreio do cancro do colo do útero. Os resultados em Hoima estão relacionados com os de outro estudo realizado nos EUA (Ackerson, 2007), que revelou que os factores socioeconómicos influenciavam as práticas de rastreio do cancro do colo do útero.

5.3 Factores dos clientes que influenciam a realização do rastreio do cancro do colo do útero

5.3.1 Conhecimentos sobre o cancro do colo do útero

A maioria dos inquiridos (65,25%) nunca ouviu falar do cancro do colo do útero, ao passo que 25,5% já ouviram falar do serviço e sabiam onde o encontrar. Um pequeno número (9,25%) já tinha ouvido falar do cancro do colo do útero, mas não sabia onde obter os serviços de rastreio.

Esta conclusão contrasta com as conclusões de outro estudo realizado na Nigéria (Oladepo 2008) entre as estudantes da Universidade de Ibadan, que revelou que 63% delas já tinham ouvido falar do cancro do colo do útero. No entanto, a diferença de sensibilização pode dever-se à diferença de nível de escolaridade entre o grupo de estudo em Hoima e o grupo de estudo na Nigéria, embora já se tenha notado que o nível de escolaridade em Hoima não tem qualquer influência na aceitação do rastreio do cancro do colo do útero.

No entanto, os resultados estão de acordo com outro estudo realizado em Nsangi Uganda (Mutyaba 2007) que revelou que o conhecimento sobre o cancro do colo do útero entre as mulheres no Uganda era muito baixo.

5.3.2 Mulheres que já frequentaram serviços de rastreio do cancro do colo do útero

Os resultados do estudo revelaram que a maioria das mulheres no distrito de Hoima (97%) nunca tinha feito um teste de rastreio do cancro do colo do útero, em comparação com apenas 3% que tinham feito o teste de rastreio. Esta conclusão contrasta com as de outro estudo realizado em Trelawny, na Jamaica (Besser, 2007), que revelou que menos mulheres (11%) nunca tinham feito um teste de rastreio do cancro do colo do útero. As conclusões do estudo realizado em Hoima diferem das de outro estudo realizado em Espanha (Montserrat, 2009), que concluiu que a participação global das mulheres com idades compreendidas entre os 20 e os 64 anos no rastreio do cancro do colo do útero era de 50,7%. A razão para as diferenças nos resultados pode dever-se ao facto de as mulheres, tanto na Jamaica como em Espanha, terem sido sensibilizadas para a importância de fazer um rastreio do cancro do colo do útero, o que pode tê-las influenciado a comparecer nos serviços de rastreio, em comparação com as do distrito de Hoima, que estavam menos informadas sobre a importância de fazer um rastreio do cancro do colo do útero, o que levou a uma baixa adesão aos serviços de rastreio.

5.3.3 Conhecimento dos sinais e sintomas do cancro do colo do útero segundo as mulheres do distrito de Hoima.

Os resultados indicam que o conhecimento sobre os sinais e sintomas do cancro do colo do útero ainda é baixo entre as mulheres de diferentes idades. Os resultados das entrevistas realizadas com as mulheres mostraram que a maioria (61,9%) não conhecia nenhum dos sinais ou sintomas do cancro do colo do útero. Este facto está de acordo com outro estudo realizado. Isto deve-se provavelmente ao facto de a campanha de promoção da saúde para o cancro do colo do útero ainda não ser forte no distrito de Hoima, uma vez que o serviço é relativamente novo no distrito. Na análise ao nível bivariado, verificou-se que o conhecimento dos sinais e sintomas do cancro do colo do útero não era um fator significativo na aceitação dos serviços de rastreio do cancro do colo do útero. Isto pode dever-se a outras razões, como a existência de serviços de rastreio inadequados no distrito, pelo que, mesmo que as mulheres conhecessem os sinais e sintomas do cancro do colo do útero, poderiam não saber onde obter os serviços.

5.3.4 Conhecimento dos factores de predisposição para o cancro do colo do útero

Quando as mulheres foram questionadas sobre os factores predisponentes do cancro do colo do útero, mencionaram o planeamento familiar (50,5%), seguido das doenças sexualmente transmissíveis (31,5%). A menor proporção de mulheres (3,2%) referiu outros factores como a falta de higiene e a pobreza. Nenhuma das mulheres mencionou o HPV entre os factores predisponentes do cancro do colo do útero nas mulheres. Sem conhecer os principais factores predisponentes para o cancro do colo do útero, os esforços destinados à prevenção desta doença podem não ser bem sucedidos. Mesmo tudo o que mencionaram como factores predisponentes não estava correto, embora estivesse relacionado com alguns factores predisponentes. As suas respostas também pareciam ser mais um trabalho de adivinhação. Este estudo está de acordo com outro estudo realizado entre os trabalhadores médicos do Hospital Mulago (Mutyaba 2006), que revelou que menos de 40% dos inquiridos conheciam os factores de risco do cancro do colo do útero. No entanto, as conclusões do estudo em Hoima contrastam com as de outro estudo realizado na África do Sul rural (Hoque 2008), que concluiu que apenas 6% conheciam todos os factores de risco do cancro do colo do útero e 65% conheciam algum deles. Se as mulheres não conhecerem os factores de risco do cancro do colo do útero, podem considerar-se livres de risco, o que afecta a adesão aos serviços de rastreio.

5.3.5 Importância percebida dos serviços de rastreio do cancro do colo do útero

Das 400 mulheres que participaram no estudo, 315 (78,75%) disseram que consideravam o rastreio do cancro do colo do útero importante, enquanto 75 (18,75%) disseram que não o consideravam importante. Dez mulheres (2,5%) disseram não ter a certeza. No entanto, quando se olha para 3% das mulheres que alguma vez fizeram o rastreio do cancro do colo do útero, verifica-se que pode haver outras razões para que poucas mulheres tenham feito o rastreio do cancro do colo do útero. Estas razões podem dever-se à falta de serviços de rastreio nas unidades de saúde mais próximas. Isto também pode estar relacionado com a longa distância para chegar ao único centro de rastreio na clínica RHU na cidade de Hoima. Quando a importância percebida do cancro do colo do útero foi analisada a nível bivariado, verificou-se que não era um fator significativo que afectasse a aceitação do rastreio do cancro do colo do útero. Isto contrasta com a análise do modelo de crenças sobre a saúde, segundo a qual a perceção da importância do rastreio do cancro do colo do útero afectaria a aceitação dos serviços de rastreio do cancro do colo do útero (Johnson, 2008).

5.3.6 Custo percebido do rastreio do cancro do colo do útero

Os resultados do estudo sobre o cancro do colo do útero em Hoima indicaram que a maioria (57,3%) das mulheres pensava que o rastreio do cancro do colo do útero não era acessível, enquanto uma pequena percentagem (42,7%) pensava que não era um exercício muito dispendioso. O mesmo estudo revelou que apenas uma pequena percentagem de mulheres (11%) estimava que o custo do rastreio era inferior a Shs. 5000, o que significa que apenas uma em cada dez se aproximou do custo real do serviço de rastreio, que é de Shs. 2000 na clínica RHU. A grande maioria das mulheres (89%) pensa que o rastreio do cancro do colo do útero custa mais de Shs. 5000, com um número considerável delas (34,75%) a estimar que o custo é superior a Shs. 20.000, ou seja, dez vezes mais do que o preço real. Esta discrepância é surpreendente e leva a questões que podem ser investigadas em pesquisas futuras (Porque é que a perceção das mulheres sobre o preço de um serviço médico é tão errada? Será apenas a sua perceção ou haverá custos ocultos envolvidos no serviço? Ou foi feita alguma promoção do rastreio do cancro do colo do útero no distrito de Hoima?

Ao efetuar uma análise bivariada, verificou-se que a perceção do custo do rastreio do cancro do colo do útero não tem qualquer efeito na aceitação dos serviços de rastreio do cancro do colo do útero em Hoima. Isto pode dever-se ao facto de um grande número de mulheres não ter feito o rastreio do cancro do colo do útero e de tudo o que referiram ter sido apenas um trabalho de adivinhação. Isto também pode estar relacionado com a falta de informação sobre o cancro do colo do útero e sobre a razão pela qual as mulheres devem fazer o rastreio, o que pode ter levado as mulheres a não recorrerem ao serviço, fazendo com que a influência do custo não seja significativa.

5.3.7 Obstáculos percebidos pelas mulheres à realização do rastreio do cancro do colo do útero

Quanto à questão de saber o que poderia impedir as mulheres de fazerem o rastreio do cancro do colo do útero, 36,5% disseram que seriam impedidas por falta de dinheiro, enquanto 30% acreditavam que seriam impedidas pela longa distância até ao centro de rastreio. Dezanove por cento (19,75%) disseram que seriam impedidas pela falta de serviços de rastreio nas unidades de saúde mais próximas. Sete vírgula cinco por cento (7,5%) disseram que a rudeza dos profissionais de saúde as impediria de fazer o rastreio do cancro do colo do útero.

Uma vez que a maioria das mulheres deste estudo era rural (66,8%) e dependia também da agricultura (56,5%), é possível que a sua fonte de rendimento seja baixa e sazonal, daí a razão pela qual a maioria das inquiridas considerou a falta de dinheiro como um dos seus obstáculos ao rastreio do cancro do colo do útero. Além disso, o facto de a distância ser um obstáculo importante (de acordo com 30% das inquiridas) pode dever-se ao facto de algumas partes do distrito de Hoima se situarem a 70 km do único centro de rastreio do cancro do colo do útero e, por conseguinte, as mulheres necessitarem de muitos recursos para aceder aos serviços. Isto implicaria o pagamento de dinheiro para o transporte, que não custaria menos de Shs. 20.000 para quem vem de várias partes de Hoima para a clínica RHU. Isto para além de pagar dinheiro para comprar o almoço, sendo que a refeição mais barata não seria inferior a Shs. 3000, embora fosse mais barato se as mulheres considerassem levar uma marmita. A situação económica da maioria das mulheres nas zonas rurais de Hoima é geralmente pobre e até mesmo levantar Shs. 3000 para o transporte pode ser difícil para muitas mulheres. A falta de serviços de rastreio nas unidades de saúde mais próximas foi um dos principais obstáculos que afectaram o rastreio do cancro entre as mulheres, o que foi confirmado por 19,75%. Esta razão está relacionada com a distância até à unidade de saúde de rastreio na clínica RHU na cidade de Hoima, que é geralmente longa em comparação com a distância até às unidades de saúde mais próximas, mas que não dispõem de serviços de rastreio do cancro do colo do útero.

5.3.8 Ser informado sobre a importância do rastreio do cancro do colo do útero

As mulheres que foram informadas sobre a importância do rastreio do cancro do colo do útero tinham mais probabilidades de fazer o rastreio do cancro do colo do útero, de acordo com a análise bivariada e univariada. Isto pode dever-se ao facto de, ao serem informadas sobre a importância do cancro do colo do útero, verem os perigos de não fazerem o rastreio e poderem optar pelo rastreio. Este facto está relacionado com o estímulo à ação, de acordo com a análise do modelo de crenças sobre a saúde (Austin, 2002).

Quando os factores individuais foram analisados a nível bivariado e multivariado, verificou-se que o único fator individual que afectava a adesão ao rastreio do cancro do colo do útero era o facto de se ter sido informado sobre a importância do rastreio. Isto é inesperado porque se poderia pensar que o conhecimento, a sensibilização e a perceção da importância estimulam as mulheres a procurar o rastreio do cancro do colo do útero. No entanto, os factores individuais podem ser confundidos com as caraterísticas sociodemográficas, o que os torna estatisticamente insignificantes. As conclusões deste estudo são diferentes das de um estudo efectuado em

Nsangi do Uganda (Mutyaba 2007), que concluiu que a ignorância sobre o cancro do colo do útero era um dos obstáculos à realização do rastreio do cancro do colo do útero.

5.4 Factores institucionais que afectam o rastreio do cancro do colo do útero

5.4.1 Tempo de espera na sala de espera

Os resultados deste estudo indicam que muitas mulheres (31,25%) que frequentam o OPD por vários motivos esperaram pelos serviços entre 0-30 minutos, 28% disseram que esperaram entre 30 minutos e 1 hora, 24,55 disseram que esperaram entre 1 hora e 2 horas, enquanto muito poucas (16,25%) esperaram mais de 2 horas. Considerando os níveis de pessoal nas instalações de saúde do Governo e a carga de pacientes no distrito de Hoima, um tempo de espera de até 2 horas poderia ser aceitável, embora o Governo do Uganda recomende 30 minutos de espera na OPD. No entanto, numa análise a nível bivariado, verificou-se que o tempo de espera no OPD não é significativo na aceitação do rastreio do cancro do colo do útero. Isto pode dever-se ao facto de os serviços de rastreio só existirem numa unidade de saúde no distrito de Hoima.

5.4.2 O que é que as mulheres fizeram enquanto esperavam na consulta de medicina dentária

Observou-se que muitas mulheres (37,5%) não faziam nada enquanto esperavam para serem atendidas na OPD. Seguiram-se 31,25% que ouviram palestras de educação para a saúde enquanto esperavam. Um número mínimo de mulheres (5,75%) viu televisão enquanto esperava pelos serviços.

No entanto, o tempo de espera poderia ser utilizado para actividades de educação para a saúde, incluindo a sensibilização para o cancro do colo do útero em todas as unidades de saúde. 37,5% das pessoas estavam apenas sentadas enquanto esperavam para serem atendidas. Isto pode ser um indicador de que a maioria das unidades sanitárias do distrito de Hoima não efectua educação para a saúde. O facto de apenas 45 mulheres (11,25%) terem sido informadas sobre o cancro do colo do útero e as razões pelas quais precisavam de fazer um rastreio desta doença enquanto esperavam na OPD pode significar que a educação para a saúde é inadequada nas unidades de saúde de Hoima.

5.4.3 disponibilidade de serviços de rastreio do cancro do colo do útero nas unidades de saúde.

Das 20 unidades de saúde abrangidas por este estudo, apenas uma (5%) dispunha de serviços de rastreio do cancro do colo do útero em todo o distrito, o centro de saúde RHU. O estudo também revelou que 96,84% dos profissionais de saúde do distrito de Hoima não tinham conhecimentos e competências no rastreio do cancro do colo do útero utilizando o método VIA. Os 3,16% do pessoal com conhecimentos e competências no rastreio do cancro do colo do útero eram todos da clínica RHU. A razão para isto pode dever-se ao facto de o distrito não dispor de recursos para organizar a formação em serviço dos profissionais de saúde sobre o rastreio do cancro do colo do útero. Pode também dever-se ao facto de o hospital distrital não ter uma unidade específica para o cancro e, por isso, todos os potenciais casos desta doença são encaminhados para o hospital de Mulago para um diagnóstico confirmatório. Por conseguinte, o hospital regional de Hoima não tem conhecimento do resultado final, uma vez que os casos são tratados no hospital de Mulago. É possível que o distrito não esteja a receber dados do hospital de Mulago sobre a magnitude do problema do cancro do colo do útero, pelo que lhe atribui uma baixa prioridade. Isto poderia provavelmente explicar porque é que os profissionais de saúde no distrito de Hoima que não pertencem à clínica RHU não receberam formação nesta matéria. O próprio hospital de referência regional de Hoima não oferece serviços de rastreio do cancro do colo do útero devido à falta de pessoal formado para o fazer, embora seja suposto oferecer este serviço como parte do pacote de saúde reprodutiva.

Em contraste, todo o pessoal da Reproductive Health Uganda Hoima recebeu formação em rastreio do cancro do colo do útero, provavelmente porque o rastreio do cancro é um dos pacotes da saúde reprodutiva e, por isso, podem estar a tentar oferecer o pacote completo dos seus serviços para refletir o seu mandato. Além disso, a Reproductive Health Uganda Hoima, que tem apenas três funcionários a trabalhar na sua clínica, é mais fácil de formar no local de trabalho com poucos recursos, em comparação com o grande número de profissionais de saúde que trabalham em mais de 19 centros de saúde governamentais III, IV e num hospital regional.

A maioria dos profissionais de saúde (82%) não oferecia o serviço devido à falta de conhecimentos e competências em matéria de rastreio do cancro do colo do útero e afirmaram estar dispostos a oferecer o serviço se obtivessem os conhecimentos e competências necessários para rastrear esta doença, para além de obterem as instalações necessárias. Os outros 18% dos profissionais de saúde não estavam dispostos a prestar o serviço, mesmo que obtivessem os conhecimentos e as competências em matéria de rastreio do cancro do colo do útero, pois consideravam que se tratava de um encargo adicional para eles. A falta de serviços de rastreio do cancro do colo do útero pode dever-se, em grande parte, à falta de conhecimentos e competências dos profissionais de saúde, como se pode ver pelas respostas da maioria dos profissionais de saúde. Por isso, se fossem organizados programas de formação para o rastreio do cancro do colo do útero e se fossem mobilizados os necessários, a maioria dos quais já se encontra disponível nos centros de saúde III, IV e no hospital, e o ácido acético, que é barato e custa Shs.3000 (cerca de 1 USD) por meio litro na maioria dos supermercados de Hoima, os profissionais de saúde com formação começariam provavelmente a oferecer serviços de rastreio, aumentando assim a adesão ao rastreio do cancro do colo do útero. Isto também é apoiado pela maioria das mulheres (78,75%) que consideram o rastreio do cancro do colo do útero importante. No caso dos profissionais de saúde que consideram que a prestação do serviço pode aumentar a sua carga de trabalho, isto pode dever-se ao facto de serem poucos nas unidades de saúde, que já têm uma grande carga de trabalho, e vêem estes serviços como mais um grande fardo. Também é possível que os profissionais de saúde que sentem que, mesmo quando recebem formação sobre o rastreio do cancro do colo do útero, preferem não oferecer o serviço, sejam apenas preguiçosos e queiram evitar mais trabalho. Isto pode dever-se a uma má atitude em geral, ou a uma má atitude em relação ao rastreio do cancro do colo do útero por parte desses profissionais de saúde.

5.5.1 Conhecimento dos factores de predisposição para o cancro do colo do útero, segundo os profissionais de saúde

De acordo com os resultados deste estudo, observou-se que 16 profissionais de saúde (16,8%) tinham um conhecimento muito bom e sabiam que o HPV era o principal fator de predisposição, 22,1% tinham um bom conhecimento e sabiam que o HPV era o principal fator de predisposição, enquanto 35,9 tinham um conhecimento razoável sobre os factores de predisposição do cancro do colo do útero. Isto está de acordo com outro estudo realizado no hospital de Mulago, no Uganda, que revelou que menos de 40% dos profissionais de saúde conheciam bem os factores de risco do cancro do colo do útero (Mutyaba, 2006). No entanto, isto é contrário ao estudo realizado no Paquistão (Syed, 2010) entre os internos e o pessoal de enfermagem, que revelou que 62% sabiam que o vírus era a causa, enquanto 61% dos inquiridos conheciam o papilomavírus humano (HPV) como causa.

Sabe-se que o HPV é uma causa necessária do cancro do colo do útero, mas não é uma causa suficiente. No entanto, os principais cofactores são necessários para a progressão da infeção cervical pelo HPV para o cancro. O tabagismo, a paridade elevada, a utilização prolongada de contraceptivos hormonais e a co-infeção com o VIH foram identificados como cofactores estabelecidos. A co-infeção com Chlamydia trachoma e o vírus herpes simplex tipo 2, os imunossupressores e certas deficiências alimentares são outros cofactores prováveis. É provável que os factores genéticos e imunológicos do hospedeiro e os factores virais para além do tipo, como as variantes do tipo, a carga viral e a integração viral, sejam importantes, mas ainda não foram claramente identificados (Munoz, 2006). Isto pode dever-se ao facto de os profissionais de saúde em Hoima não frequentarem cursos de reciclagem e também pode dever-se à falta de sessões de educação profissional/médica contínua (EMC) nas suas unidades de saúde, que são cruciais para que o profissional de saúde esteja atualizado com os conhecimentos actuais. A percentagem de profissionais de saúde no Paquistão que sabiam que o HPV provoca o cancro do colo do útero é elevada, provavelmente devido ao facto de o estudo ter incluído estagiários que poderiam ter acabado de estudar e que, por conseguinte, tinham acabado de adquirir os conhecimentos das escolas de medicina ou de enfermagem. Numa situação em que os profissionais de saúde têm CME nas suas unidades de saúde sobre diferentes condições médicas, a maioria estaria ciente de que o HPV causa o cancro do colo do útero, ao contrário dos resultados deste estudo, em que apenas 20,33% conhecem o vírus e a causa do cancro do colo do útero.

Este estudo também constatou que a utilização de rádios para receber informações sobre o cancro do colo do útero foi o meio mais preferido, como referido por 41% das mulheres. Seguiram-se 32,1% que preferem receber as informações nas igrejas. Por conseguinte, qualquer campanha destinada a aumentar a sensibilização para o cancro do colo do útero e a aumentar a taxa de participação no rastreio deve visar os dois principais canais de comunicação acima referidos.

Em resumo, algumas das conclusões deste estudo estão de acordo com os resultados de outros estudos nacionais e internacionais, enquanto outras conclusões de um estudo em Hoima diferem de outros estudos efectuados noutros locais.

CAPÍTULO 6
CONCLUSÕES E RECOMENDAÇÕES

6.1 Introdução

Este capítulo apresenta as conclusões e as recomendações do estudo, em conformidade com os seus objectivos.

6.2 Conclusões

De acordo com as conclusões do estudo, os factores sociodemográficos, como a idade e o estado civil, afectam a adesão ao rastreio do cancro do colo do útero em Hoima, sendo as mulheres com idades compreendidas entre os 20 e os 30 anos mais propensas a fazer o rastreio do cancro do colo do útero do que as mulheres com idades compreendidas entre os 31 e os 50 anos. Também se verificou que as mulheres solteiras eram mais propensas a fazer o rastreio do cancro do colo do útero do que as não casadas.

O único fator dos clientes que afecta a adesão ao rastreio do cancro do colo do útero no distrito de Hoima é a informação sobre a importância do rastreio do cancro do colo do útero.

Existem serviços inadequados de rastreio do cancro do colo do útero no distrito de Hoima, uma vez que este serviço só está disponível numa única unidade de saúde. Este facto pode também contribuir para a fraca adesão a este serviço no distrito.

Há falta de informação adequada sobre a doença do cancro do colo do útero, tanto entre as mulheres como entre os profissionais de saúde, que também não possuem conhecimentos e competências em matéria de rastreio do cancro do colo do útero. Não só há falta de informação, como também existe informação errada sobre a doença entre a população geral de mulheres, como, por exemplo, as mulheres acreditam que a utilização de todos os métodos de planeamento familiar pode predispô-las a contrair cancro do colo do útero.

Os serviços de rastreio do cancro do colo do útero são geralmente acessíveis, apesar de só existir um centro de rastreio no distrito de Hoima. No entanto, a população geral de mulheres não tem conhecimento de que o serviço é acessível. Uma conclusão importante deste estudo indica que as mulheres estimam o custo presumido do rastreio muito mais elevado do que o custo real.

As rádios e as igrejas foram mencionadas como os melhores meios de comunicação para fornecer informações sobre o cancro do colo do útero e a necessidade do seu rastreio entre as mulheres de Hoima.

6.3 Recomendações

6.3.1 Informação ao público

O gabinete de saúde do distrito de Hoima deve introduzir programas de sensibilização para o cancro do colo do útero através de rádios, igrejas e instalações de saúde. Isto assegurará a mobilização maciça das mulheres rurais para participarem no rastreio do cancro do colo do útero. Estas campanhas devem ter como alvo as mulheres entre os 20 e os 60 anos, que são as que correm maior risco de contrair cancro do colo do útero. A informação dada deve sublinhar a importância do rastreio do cancro do colo do útero como sendo o método preventivo mais eficaz do cancro do colo do útero. .

O Ministério da Saúde do Uganda, em conjunto com o gabinete de saúde do distrito de Hoima, deve produzir e disponibilizar materiais de Informação, Educação e Comunicação (I.E.C) sobre o cancro do colo do útero, que devem ser disponibilizados em todos os centros de saúde para que as pessoas possam ler.

6.3.2 Formação dos trabalhadores do sector da saúde e disponibilização das instalações necessárias.

Pelo menos dois profissionais de saúde por centro de saúde III, IV e hospital de referência regional no distrito de Hoima devem receber formação em rastreio do cancro do colo do útero, de modo a aumentar a disponibilidade dos serviços no distrito. Isto deve ser acompanhado pela disponibilização nas mesmas unidades de saúde dos equipamentos, ácido acético e artigos diversos necessários para um rastreio eficaz do cancro do colo do útero. Isto reduzirá as longas viagens até à Clínica de Saúde Reprodutiva do Uganda-Hoima, que foi apontada como uma razão importante para impedir algumas mulheres de irem fazer o rastreio do cancro do colo do útero, levando assim a uma baixa taxa de comparência no distrito.

O Ministério da Saúde do Uganda e o gabinete de saúde do distrito de Hoima devem introduzir seminários de formação prática para os profissionais de saúde, tais como enfermeiros, parteiras e funcionários clínicos, sobre o rastreio do cancro do colo do útero, como forma de aumentar os conhecimentos e as competências em matéria de rastreio do cancro do colo do útero.

O gabinete de saúde do distrito de Hoima deve assegurar que todos os profissionais de saúde participem em sessões de formação médica contínua, de modo a manterem-se actualizados com os conhecimentos actuais sobre diferentes doenças. O Ministério da Saúde, juntamente com os respectivos conselhos, tais como o conselho de enfermeiros e parteiras do Uganda, o conselho de profissionais de saúde aliados do Uganda e o conselho de médicos e dentistas do Uganda, devem aplicar rigorosamente a exigência de que cada profissional de saúde participe em sessões de formação médica contínua.

As instituições de formação no domínio da saúde no Uganda devem introduzir o rastreio do cancro do colo do útero no programa de estudos como um tópico principal com uma componente prática.

6.3.3 Subsidiar o custo do rastreio do cancro do colo do útero

O governo local do distrito de Hoima e o Ministério da Saúde do Uganda devem subsidiar ou eliminar as taxas de rastreio do cancro do colo do útero como uma das formas de aumentar a taxa de comparência. A maioria das mulheres tem um rendimento muito baixo nas zonas rurais, o que dificulta o acesso ao rastreio do cancro do colo do útero.

Os governos locais devem reservar dinheiro do tesouro distrital da saúde para comprar os materiais necessários para uso no rastreio do cancro do colo do útero. O departamento de saúde a nível distrital deve solicitar mais fundos para armazenar ácido acético e materiais de IEC para efeitos de rastreio do cancro do colo do útero.

REFERÊNCIAS

ABDULLAHI, A., COPPING, J., KESSE, A., LUCK.,M, BONELL, C., 2009. Rastreio do colo do útero: Percepções e barreiras à adesão das mulheres somalis em Camden. *Saúde Pública*, Vol 123(10):Pp 680-5.

ACKERSON, K., GRETEBECK, K., 2007. Factors Influencing Cancer Screening Practices of Underserved Women (Factores que influenciam as práticas de rastreio do cancro em mulheres mal servidas). *J Am Acad Nurse Pract.* (11):591-601.

ALBUQUERQUE, K.,, FRIAS, P., ANDRADE, C., AQUINO, E., MENEZES, G., SZWARCWALD, C.,2009. Cobertura do exame de Papanicolaou e fatores associados à não participação no rastreamento do câncer do colo do útero: uma análise do Programa de Prevenção do Câncer do Colo do Útero no Estado de Pernambuco, Brasil. *Cad Saude Publica*, Vol 25 (2):S301-9.

SOCIEDADE AMERICANA DO CANCRO, 2011.
http://www.cancer.org/acs/groups/content/@nho/documents/document/cervicalcancerpdf.pdf [Consultado em 30/9/2011].

AUSTIN,.L., AHMAD, F., MCNALLY, M., STEWART, D.,2002.Breast and cervical cancer screening in Hispanic women: a literature review using the health belief model. *Women's Health Issues*, Vol 12(3):122-8.

BESSLER, P., MAUNG, A., JOLLY, P., 2007. Factors Affecting Uptake of Cervical Cancer Screening among Clinic Attendees in Trelawny, Jamaica. *Cancer Culture and Literacy.* Vol 14, No 4.

BOJANA, M., DEJANA, V., TATJANA, P., VENAL, K., MILICA M,. 2010. Determinantes do comportamento preventivo de saúde em relação ao rastreio do cancro do colo do útero na população feminina de Belgrado. *Health Educ. Research,* Vol, 26 (2): 201-211.

BYRD, T., CHAVEZ, R., WILSON, K.,2007. Barreiras e facilitadores do rastreio do cancro do colo do útero entre mulheres hispânicas. *Ethn Dis*, Vol 17(1):Pp129-34.

CENTRO DE CONTROLO E PREVENÇÃO DE DOENÇAS. http://www.cdc.gov/can-cer/cervical [consultado em 30/9/2011].

De REFUGIO, G., GONGORA-MARFIL, G., PUERTO-SOLIS, M., 2009. Conhecimento sobre o rastreio do cancro do colo do útero entre os médicos de família. *J Eval Clin Pract.* (2):289-91.

DUPORT, N., SERRA, D., GOULARD, H., BLOCH, J., 2008. Que factores influenciam as práticas de rastreio do cancro feminino em França. *Rev Epidemiol Sante Publique.* Vol 56(5): Pp 303-13.

EAKER, S., ADAMI, H., SPAREN, P., 2001. Atitudes em relação ao rastreio do cancro do colo do útero: *A* Population-Based Study in Sweden.*Cancer Causes & Control.*Vol. 12, No.(6): 519-528.

GAKIDOU, E., NORDHAGEN, S., OBERMEYER, Z., 2008. Cobertura do rastreio do cancro do colo do útero em 57 países: Baixos níveis de cobertura e grandes desigualdades. *PLoS Med 5* (6): 132.

GLOBOCAN, 2008 (IARC), *Secção de Informação sobre o Cancro.* http://globocan.iarc.fr/fact-sheets/ cancers/cervix.asp [Consultado em 3/5/2011].

GU, C., CHAN, C., TWINN .S., 2010.How sexual history and knowledge of cervical cancer and screening influence Chinese women's screening behavior in mainland China. *Enfermagem Oncológica,* Vol 33(6): Pp 445-53

Sítio Web do distrito de Hoima: http://www.hoima.go.ug.

HOLROYD, E., TWINN, S., ADAB, P., 2004. Socio-cultural influences on Chinese women's attendance for cervical screening. *Journal of Advanced Nursing,* Vol 46(1):42-52.

HOQUE, M., HOQUE, E., KADER, S., 2008. Avaliação do programa de rastreio do cancro do colo do útero numa comunidade rural da África do Sul. *East Afr J Public Health.* (2):111-6.

JOHNSON, C., MUES. K., MAYNE, S., KIBLAWI,N., 2008. Rastreio do cancro do colo do útero entre imigrantes e minorias étnicas: uma revisão sistemática utilizando o Modelo de Crenças na Saúde. *J Low Genital Tract Diseaese,* Vol 12(3):Pp232-41.

KESIC, V., MARKOVIC, M., MATEJIC, B., TOPIC, L., 2005. Awareness of Cervical Cancer Screening among Women in Serbia (Sensibilização para o rastreio do cancro do colo do útero entre as mulheres na Sérvia). *Gynecol Oncol. Suppl.* 1:S222-5.

KIGULI-MALWADDE, E., GAKWAYA, A., ROBINSON, A., 2005. Cancro do colo do útero. A Diretriz do Uganda. *Revista de Cirurgia da África Central e Oriental.* Volume 10, No 2.

LEE, F., WANG, H.,2011. A utilização dos serviços de teste de Papanicolaou pelas mulheres: um estudo de âmbito nacional em Taiwan. *Cancer Nursing,* Vol 34(6):464-9.

LEYDEN, W., MANOS, M., WEINMANN, S., MOUCHAWAR, J., BISCHOFF, K., YOOD, M., et al,. 2005. Cancro do colo do útero em mulheres com acesso a cuidados de saúde abrangentes: factores atribuíveis ao processo de rastreio. *Instituto Nacional do Cancro,* Vol 97(9): Pp 675-83.

LOBELL, M., BAY, R., RHOADS, K., KESKE. B., 1998.Barriers to cancer screening in Mexican-American women. *Mayo Clin Proc,* Vol 73(4): Pp 301-8.

LOCKWOOD, R., 2004.Caraterísticas da participação no rastreio do cancro do colo do útero. *Cancer Nurs,* Vol 27(5): Pp 353-63.

MANDERSON, L., HOBAN, E.,2006. Cervical cancer services for Indigenous women: advocacy, community-based research and policy change in Australia. *Women Health,* Vol 43(4):69-88.

MARGOT ,A., JOZE ,C.,ROSELLA ,P.,PETER ,M., HENK ,J., DINNY, H., et al.,2007. A adesão ao rastreio do cancro do colo do útero nos Países Baixos é influenciada principalmente pelas convicções das mulheres sobre o rastreio e pela organização que o convida. *European Journal of Public Health,*Volume17, Issue2 :Pp. 178-185.

MATEJIC, B., VUKOVIC, D., PEKMEZOVIC, T., KESIC, V., MARKOVIC, M., 2008. Factors influencing the uptake of screening services for breast and cervical cancer in Taiwan (Factores que influenciam a utilização de serviços de rastreio do cancro da mama e do colo do útero em Taiwan). *Journal of The Royal Society for the Promotion ofHealth,* Vol 26, No 2: pp. 327-334.

MONTSERRAT,C.,MARJA,S.,DARJO,O.,PERE,F.,XAVIER.C.,FRANCESC,A.,2009.Resultados de um programa de rastreio do cancro do colo do útero numa zona de Barcelona (Espanha) com uma grande população imigrante. *Jornal Europeu de Saúde Pública,* Vol19, (5): Pp. 499-503.

MUNOZ, N., CASTELLSAGUE, X., BERRINGTON DE GONZALEZ, A., GISSMANN, L., 2006.

O HPV na etiologia do cancro humano. *Science Diret Vaccine* Vol 24(3): 1-10.

MUTYABA, T., FAXELID, E., MIREMBE, F., WEIDERPASS, E., 2007. Influences on Uptake of Reproductive Health Services in Nsangi Community of Uganda and their Implications for Cervical Cancer Screening (Influências na utilização de serviços de saúde reprodutiva na comunidade de Nsangi do Uganda e suas implicações para o rastreio do cancro do colo do útero). *Reprod Health.* Volume 4, página 4.

MUTYABA, T., MMIRO, F., WEIDERPASS, E., 2006. Conhecimentos, atitudes e práticas sobre o rastreio do cancro do colo do útero entre os trabalhadores médicos do Hospital Mulago, Uganda. *BMC Med Educ.* Vol. 6:13

OLADEPO, O., RICKETTS, O., JOHN-AKINOLA, Y., 2008. Conhecimento e utilização de serviços de rastreio do cancro do colo do útero entre estudantes nigerianos. *Int Q Community Health Educ.* 29(3):293- 304.

PARK, S., PARK, W., 2010. Identificação de barreiras ao rastreio do esfregaço de Papanicolaou em mulheres coreanas. *Journal of gynecologic oncology,* vol, 21, No 2: pp 81-86.

PARKIN, M., LAARA, E., MUIR, S., 1988. Estimates of the Worldwide Frequency of Sixteen Major Cancers in 1980 (Estimativas da frequência mundial de dezasseis cancros principais em 1980). *Internationa Jaurnal of Cancer.* Feb 15;41(2):184-97.

PERRY, M., 2001. Como melhorar a adesão ao rastreio citológico do colo do útero. *Nurs Stand,* Vol 16(11): Pp 33-6.

PLUGGE, E., FITZPATRICK, R.,2004. Factores que afectam a adesão ao rastreio do cancro do colo do útero em reclusos. *J Med Screen,* Vol 11(1):48-9.

SCHMAUZ, R., OWOR, R., 1984. Epidemiological Aspects of Cervical Cancer in Tropical Africa (Aspectos Epidemiológicos do Cancro do Colo do Útero na África Tropical). IARC *Sci Publ.* (63):413-31.

SCHOENBERG, N., HOPENHAYN, C., CHRISTIAN,A,, KNIGHT, E., RUBIO A., 2005. An indepth and updated perspective on determinants of cervical cancer screening among central Appalachian women. *Women Health,* Vol 42(2): Pp 89-105.

SHARRON, S., LEUNG, ILEUNG, I., 2010. Rastreio do cancro do colo do útero: Knowledge, Health Perception and Attendance Rate among Hong Kong Chinese Women. *Revista Internacional de Saúde da Mulher.* Vol. 2:Pp 221-228.

SPACZYNSKI, M., KAROWICZ,B., ROKITA, *W,* MOLINSKA,G., JANUSZEK,M., SEROCZYNSKI, P., et al 2010. Taxa de participação no programa polaco de rastreio do cancro do colo do útero nos anos 2007-2009.*Ginekol Pol,* Vol, 81 (9): pp 655-63.

SYED, F., SAMIA, A., NAUMAN, F., MANZOOR, S., MUNEEZA, A., AFIF, M., *et al.,* 2010. Knowledge and Awareness about Cervical Cancer and its Prevention amongst Interns and Nursing Staff in Tertiary Care Hospitals in Karachi, Pakistan. *PLoS One,* Vol 5 (6):e11059 20548787.

UDIGWE, G., 2006. Conhecimento, Atitude e Prática do Rastreio do Cancro do Colo do Útero (Papanicolau) entre Enfermeiras em Nnewi, Sudeste da Nigéria. *Niger J Clin Pract.* (1):40-3.

Centro de Informação sobre HPV e Cancro do Colo do Útero da OMS/ICO (Centro de Informação sobre HPV). Papilomavírus humano e cancros relacionados no Uganda. Relatório de síntese de 2010. [Consultado em 25/09/2011]. Disponível em www. who. int/ hpvcentre.

WALSH, J., MARIAN, O., FIONA, T., 2002. Factors Affecting Attendance for Cervical Smear Test. *A Collaboration between the Irish Cervical Cancer Screening Programme and National University of Ireland Galway.*

WANG, X., FANG, C., TAN, Y., LIU, A., MA, G., 2010. Intervenção baseada em evidências para reduzir as barreiras de acesso ao rastreio do cancro do colo do útero entre as mulheres chinesas americanas mal servidas. *J Women's Health (Larchmt).* Vol 19(3):463-9.

WOLTMAN, K., NEWBOLD, K., 2007. Immigrant women and cervical cancer screening uptake: a multilevel analysis. *Can J Public Health.*Vol 98(6):470-5

WONG, L., WONG, Y., LOW, W., KHOO, E., SHUIB, R., 2008. Cervical Cancer Screening Attitudes and Beliefs of Malaysian Women who have never had a Pap smear. *Int J Behav Med.*Vol 15(4):Pp 289-92.

APÊNDICES

Anexo 1. Orçamento e justificação

ITEM	QUANTITY NEEDED	ESTIMATED UNIT COST	ESTIMATED COST
Pens	28 pieces	300/=	8,400
Printing of the proposal	50 pages x 4 copies	500/= per page	100,000/=
Printing of the consent forms, questionnaires and key informant guide	1 page, 4 pages and 2 pages respectively	500/= per page	3,500/=
Photo copying questionnaires and key informant guide	6 pages per copy 400 copies	100 per page	240,000/=
Training of 14-research assistant (1 day).			cost free
Allowances for each research assistant	14 x 2 days	5,000/=	140,000/=
Pre-testing the tool and data collection	mobilization, transport and allowances	50,000/=	50,000/=
Hiring motor vehicle for data collection	7 days	30,000/= each day	210,000/=
Supervision	2 trips per day for one 7 days	10,000/=	140,000/=

Hiring motor cycle for the PI to carry out KI interviews	3 days	30000/= per day	120,000/=
Data analysis	One statistician	500,000/=	500,000/=
Photocopying and binding of the dissertation	4 copies	40,000/= each	160,000/=
Grand total			**1,531,900/=**

UGX: Um milhão quinhentos e trinta e um mil e novecentos (cerca de 600 dólares americanos)

Justificação orçamental

Impressão de fotocópias e artigos de papelaria

Uma vez elaborada a proposta, esta deve ser impressa e fotocopiada para ser revista pelo supervisor. Após a aprovação, é necessário imprimir e fotocopiar um questionário para pré-teste. Em seguida, o questionário será fotocopiado para se adequar aos 400 inquiridos visados. 14 guias de informadores-chave devem ser impressos e fotocopiados.

Formação de assistentes de investigação

O investigador principal recrutará e formará catorze assistentes de investigação para recolher os dados dos inquiridos. Antes da recolha de dados, os assistentes de investigação receberão formação durante um dia sobre a forma de recolher dados e de os gerir. O objetivo é o controlo da qualidade. Para tal, é necessário um subsídio para o almoço e o transporte de cada assistente de investigação.

Pré-teste dos instrumentos de recolha de dados

Os instrumentos de recolha de dados serão pré-testados num centro de saúde II que não seja considerado para participar no estudo antes de serem finalmente distribuídos aos inquiridos.

Recolha de dados por assistentes de investigação

A viagem durará cerca de 7 dias. Os assistentes de investigação necessitarão de transporte e as motas serão alugadas diariamente. Serão necessários subsídios para as suas refeições e para o transporte de regresso a casa.

Supervisão

Realizado pelo investigador principal para garantir a qualidade da recolha de dados.

Análise de dados

Houve uma ligação com um estatístico durante a análise dos dados.

Fotocópia e encadernação do relatório final do estudo de campo

Após a realização do estudo, será redigido um relatório sob a forma de dissertação com a orientação do orientador. A cópia aprovada será impressa e serão feitas 4 cópias. Os exemplares serão enviados ao Institute of Health Policy and Management, International Health Sciences University (2), ao gabinete do District Health Officer Hoima (1) e um será guardado pelo investigador principal.

Anexo 2. Quadro cronológico do trabalho de campo

TIME FRAME	ACTIVITIES
July 17th 2011	Meeting the DHO Hoima for permission to conduct research and selection of the health facilities where the study will be conducted
July 20th 2011	Training of research assistants and pilot testing of research tools on women at Buhanika health centre II
22nd - 29th July 2011	Data collection in health centres III, IV and hospital
30th July- 8th August 2011	Literature review documents review data entry into the SPSS spread sheet preliminary data analysis
9th August 2011	Meeting with a statistician for data analysis
August 10th- 20th 2011	Writing of research report.

Anexo 3.   Formulário de consentimento

Bom dia/tarde senhor/senhora. Chamo-me... Nós somos

uma equipa do Instituto de Política e Gestão da Saúde da Universidade Internacional de Ciências da Saúde, com a autorização do gabinete do responsável distrital de saúde do governo local do distrito de Hoima. Estou a realizar um estudo para determinar os factores que afectam a aceitação do rastreio do cancro do colo do útero entre as mulheres do grupo etário dos 20-60 anos no distrito de Hoima. As informações que nos fornecer serão utilizadas pela Equipa Distrital de Saúde e pelo Ministério da Saúde para as abordar. A sua participação neste estudo é voluntária e é livre de participar ou não ou de se retirar da entrevista em qualquer altura que deseje. Não será penalizado pelo facto de não participar ou de se retirar do estudo. Ser-lhe-á dada a mesma atenção e cuidado que aos outros participantes no estudo. As informações que nos fornecer não serão divulgadas a mais ninguém e serão utilizadas apenas para os fins acima referidos. Se tiver alguma dúvida relativamente a este estudo, pode colocá-la agora ou mais tarde. Caso necessite de algum esclarecimento sobre este estudo, contacte o Investigador Principal, através dos telefones 0782680067 ou 0700390217.

Então, por favor, está disposto a participar no estudo? SIM ( ) NÃO ( )

Em caso negativo, interromper a entrevista.

É natural do distrito de Hoima? Sim ( )   NÃO ( )

Em caso negativo, interromper a entrevista.

Em caso afirmativo, o inquirido assina ou usa a impressão digital do polegar.

Assinatura do ....inquirido

Impressão digital do inquirido (direita)......................

Nome do entrevistador...

Assinatura do entrevistadorData .... da entrevista.... / ..../................

Anexo 4. Questionário para as mulheres com idades compreendidas entre os 20 e os 60 anos

Número do questionário ....

Data da entrevista ...../ /.................

Nome do entrevistador..

Concelho..............................

Sub-condado ....

Paróquia...............................

Aldeia..................................

Nome dos centros de saúde mais próximos................................

1. Qual é a distância da sua casa à unidade de saúde mais próxima? a) Menos de 5 km b) Entre 6 e 10 km c) Entre 10 e 15 km d) Mais de 15 km

Caraterísticas sócio-demográficas

2. Qual é a sua idade? a) 20-30 anos b) 31-40 anos c) 41-50 anos d) 51-60 anos

3. Qual é o seu estado civil? a) casado b) divorciado c) separado d) viúvo

4. Se for casada, quantas mulheres tem o seu marido? a) uma b) duas c) três d) mais de três.

5. Qual é o nível de ensino mais elevado que obteve?

    a) Nãoec   ) Secundário

    b) Primário d   ) Terciário

6. Qual é a sua profissão?

    a) Agricultor b) Funcionário público c) Empresa própria d) Estudantes

7. Quem é a principal fonte de rendimento do seu agregado familiar?

    a. O próprio

    b. marido

    c. Outros (especificar)

8. Onde reside

    a)   Urbano   (cidade)   c)Semi-Urbano

b)   Rural (Aldeia)

9. Religião?

    a. Anglicano   ) Nascer de novo

    b. Católico Romano   ) Outro (especificar) ....

    c. Muçulmano

10. O seu agregado familiar tem uma bicicleta?

a)Simb   ) Não

11. Tem um rádio? a) Sim b) Não

Factores dos clientes

12. Já ouviu falar de cancro do colo do útero? a) Sim b) Não

13. Se sim, de onde é que ouviu falar? (a) de um amigo, (b) da rádio (c) dos trabalhadores do sector da saúde (d) dos jornais (e) outras fontes

14. Acha que é importante fazer o rastreio do cancro do colo do útero na sua vida? (a) Sim (b) Não

15. Gostaria de fazer o rastreio do cancro do colo do útero? (a) Sim (b) Não

16. Em caso negativo, porquê? (a) Receio de um resultado positivo (b) É dispendioso (d) Não é necessário (e) Outro (especificar)

17. Em caso afirmativo, por que razão gostaria de fazer o rastreio do cancro do colo do útero (a) Para saber se o tenho (b) Só por ter (c) Porque outras pessoas estão a falar em fazer o teste (d) Nenhuma razão válida?

18. Que razões acha que a impedem de fazer o rastreio do cancro do colo do útero?

(a) Falta de dinheiro para fazer o rastreio (b) Falta do serviço no centro de saúde mais próximo (c) Ser desencorajado por outras pessoas (d) Longa distância até ao centro de saúde (e) Rudeza dos profissionais de saúde. (f) Outros (especificar).................

19. Tem alguma ideia do custo de fazer o rastreio do cancro do colo do útero no distrito de Hoima? (a) sim (b) não

20. Em caso afirmativo, quanto é que acha que custa? (a) Menos de Shs. 5000 (b) Mais de Shs.5000 mas menos de Shs.10000, (c) Entre Shs.10000 e 20000. (d) Mais de Shs.20,000

21.	Como preferiria receber (mais) informação sobre o cancro do colo do útero?

Hospital governamental 1Centro de saúde ....governamental	2

Posto de saúde governamental 3Serviços.. clínicos/de proximidade 4

Agente comunitário de saúde 5Outro ....público	(especificar) 6

Rádios	7Jornais8

De amigos9De	igrejas10

22.	Há algum programa de saúde que passe na rádio e que seja mais ouvido por si?

(a)Sim b) Não

23.	Em caso afirmativo, com que frequência ouve?

(a) Mensalmente b) Duas vezes por mês c) Semanalmente d) Diariamente

24.	Gostaria de ter um programa de saúde sobre o cancro do colo do útero na rádio?

a) Sim b) Não

25.	Em que tipo de casa vives?

a.	Casa de lama com colmo abrigada)
Casa de tijolo com chapas de ferro

b.	Casa de barro com chapas de ferro) Outros (especificar

c.	Casa de tijolo com colmo de relva

26.	Onde é que normalmente recebe o seu tratamento?

a)	Recebe medicamentos ocidentais em casa d) Hospital para tratamento

b)	Recebe tratamento à base de plantas em casa e)	Vai ao centro de saúde para tratamento

c)	Farmáciaf	) Visita a um curandeiro tradicional

g) Outros (especificar)

27.	Qual é a distância da sua casa à unidade de saúde mais próxima? Km

Conhecimento

28.	Conhece algum sinal ou sintoma de cancro do colo do útero?

a) Sim b) Não

29. Em caso afirmativo, pode enumerar os sinais de cancro do colo do útero?

a)...

b) ....

c)...

d) ....

e)...

30. Conhece alguns factores de predisposição para o cancro a) Sim b) Não

Em caso afirmativo, indique-os

a)...

b) ....

c)...

c)...

d) ....

e)...

Factores institucionais

31. Frequenta a clínica OPD quando está doente?

    a) Sim b) Não

32. O que é que o profissional de saúde fez?

33. Quando vai ao OPD, quanto tempo espera normalmente antes de ser atendido pelo profissional de saúde? Especificar ....minutos

34. Sentiu que esperou demasiado tempo?

    a) Sim b) Não

35. Foi bem recebido e foi-lhe indicado o local de espera?

    a) Sim b) Não

36. O que fizeste enquanto esperavas?

    a) Ler uma revista

        b) ver questões de saúde na televisão

    c) Nada d) Ouvir palestras sobre educação para a saúde e) Outro

37. Foi informada sobre os serviços de rastreio do cancro do colo do útero? a) Sim b) Não

38. Considera que os profissionais de saúde o trataram bem quando se deslocou à unidade de saúde? (a) sim (b) não.

39. Em caso negativo, porque é que acha que sim? (a) Os profissionais de saúde foram muito mal-educados (b) Os profissionais de saúde nunca

se deram ao trabalho de me perguntar o que eu queria (c) Fui tratado mas não me deram medicamentos (d)

40. Encontra sempre pessoal nas clínicas quando visita o estabelecimento de saúde?

     a) Simb   ) Não

41. Considera que os serviços prestados no estabelecimento de saúde são acessíveis?

     a) Simb   ) Não

42. Como classifica as relações interpessoais entre os profissionais de saúde e os utentes?

     a) muito mau b) mau c) bom d) excelente

43. Durante a visita ao centro de saúde, como classifica a conduta dos profissionais de saúde para com os utentes

     a) Muito favorável b) Um pouco favorável c) Um pouco repulsivo c) Muito repulsivo

44. Foi-lhe dito porque é que era importante fazer o rastreio do cancro do colo do útero?

     a) Sim b) Não

45. Em caso afirmativo, o que é que lhe foi dito?.....................

46. Alguma vez fez um rastreio do cancro do colo do útero?

Factores geográficos

47. Qual é a distância entre a sua casa e o estabelecimento de saúde onde fez o teste?

a) Menos de 10Km, b) Entre 11 e 20 Km c) 21 a 40 Km d) Mais de 40Km.

48. Que meio de transporte utilizou para lá chegar? Faça um círculo à volta de todos os que se aplicam

    a) Buse   ) Automóvel particular

    b) Ambulânciaf   ) Bicicleta

    c) Motorbikeg   ) Outro (especificar)

d)   Táxi

49. Qual é o custo da deslocação de regresso ao estabelecimento de saúde?

   a) Menos de 1000/= b) 1000 a 2000/= c) 2000 a 4000/= d) 5000+

50. Quanto dinheiro gastou em tratamentos?

Sondar as mulheres através da leitura da lista

   a)   Transporte .... Ush d) Consulta .... Ush

   b)   .... Alojamento/alimentação   Ushe ....) Medicamentos   Ush

   c)   .... Ush médico

51. Onde é que arranjaste este dinheiro?

52. Foi fácil reunir este dinheiro?

   a) Fácilc   ) Muito difícilb   ) Bastante difícil

Anexo 5. Guião da entrevista com informadores-chave

Bom dia/tarde Senhora/Senhor

Chamo-me Arineitwe Ronald Kibonire e trabalho no Instituto de Política e Gestão da Saúde da Universidade Internacional de Ciências da Saúde, em colaboração com o Gabinete Distrital de Saúde de Hoima.

Estamos a realizar um estudo para determinar os factores que afectam a aceitação do rastreio do cancro do colo do útero entre as mulheres do grupo etário dos 20-60 anos no distrito de Hoima.

Os resultados do estudo permitirão à DHT conceber intervenções adequadas para resolver o problema da adesão aos serviços de rastreio do cancro do colo do útero. Estas informações são privadas e confidenciais e destinam-se a ser utilizadas exclusivamente para efeitos do estudo. É livre de não responder a qualquer pergunta que não queira e, se não quiser participar na entrevista, não tem de o fazer. O seu nome não será utilizado ou mencionado em lado nenhum.

Superintendente médico/administrador hospitalar/responsável

Pessoal: pessoal atual da unidade de saúde   pessoal   recomendado

1. Sabe o que é o cancro do colo do útero? ....

2.   Conhece os sinais e sintomas do cancro do colo do útero?

3..Enumere-os ....

4..Enumerar   os factores de predisposição para o cancro do colo do útero nas mulheres..................

5.--Quantos funcionários têm formação sobre o rastreio do cancro do colo do útero na unidade de saúde

6...Oferece serviços de rastreio do cancro do colo do útero na sua unidade de saúde ....?

  Em caso negativo, por que razão não está a oferecer o rastreio do cancro do colo do útero?

7.Em caso afirmativo, quantas mulheres, em média, são examinadas por mês?   4.   Qual é o custo do rastreio do cancro do colo do útero por mulher?......................................

8.   Dispõe normalmente de reservas suficientes de ácido acético para utilização no rastreio do

cancro do colo do útero?

9.   Dispõe de materiais de IEC sobre o cancro do colo do útero na sua unidade de saúde? (a) Sim
(b) Não

10.   Na sua opinião, quais são os factores que afectam a adesão ao rastreio do cancro do colo do útero
no distrito de Hoima?

   a)C

   d)   f)   g)

11.   O que sugere que deveria ser feito para melhorar a adesão ao rastreio do cancro do colo do
      útero no distrito de Hoima?

a)   b)   c)

d)   e)

FIM DO QUESTIONÁRIO

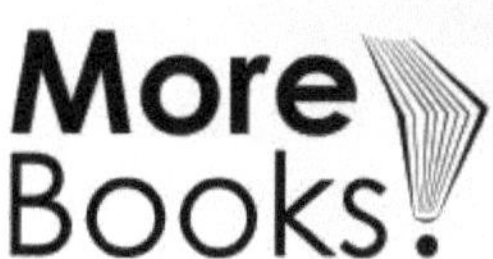

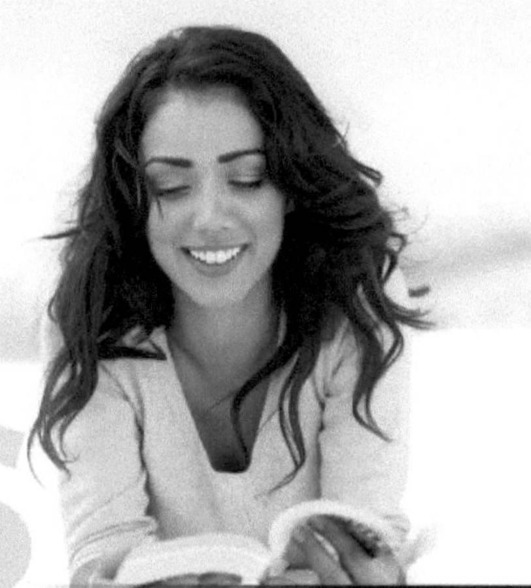

yes I want morebooks!

Buy your books fast and straightforward online - at one of world's fastest growing online book stores! Environmentally sound due to Print-on-Demand technologies.

Buy your books online at
www.morebooks.shop

Compre os seus livros mais rápido e diretamente na internet, em uma das livrarias on-line com o maior crescimento no mundo! Produção que protege o meio ambiente através das tecnologias de impressão sob demanda.

Compre os seus livros on-line em
www.morebooks.shop

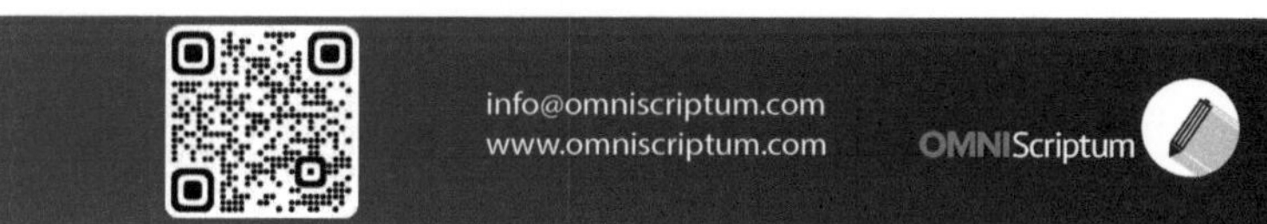

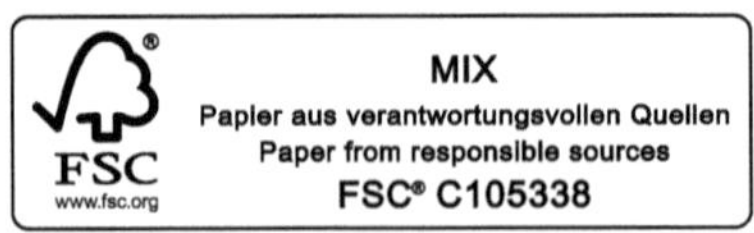

Printed by Books on Demand GmbH, Norderstedt / Germany